W0224655

Praxis-Neue-Medizin-Verlag

Praxis-Neue-Medizin-Verlag

1. Auflage 2021

Autoren: Corona-Fakten
Herausgeber: Praxis-Neue-Medizin-Verlag
Lektorat: Annemarie Meixner
Cover-Bild: istockphoto; Autor/Bildnachweis: IR_Stone
Umschlag & Layout: Ursula Stoll
ISBN: 978-3-942689-25-0

Praxis-Neue-Medizin-Verlag
Ursula Stoll, Schulgasse 2, 74523 Schwäbisch Hall

Corona-Fakten

Die Zeitzeugen

Eine Zusammenfassung der Fakten rund um die Widerlegung der krankmachenden Virenexistenz

BAND 1.0

Wichtiger Hinweis: Dieses Buch ersetzt nicht den Besuch bei Ihrem Therapeuten. Alle vorgestellten Informationen und Empfehlungen sind nach bestem Wissen und Gewissen von den Autoren überprüft. Dennoch können die Autoren keinerlei Haftung für Schäden irgendwelcher Art übernehmen, die sich direkt oder indirekt aus dem Gebrauch der hier veröffentlichten Informationen ergeben. Bitte nehmen Sie im Zweifelsfalle immer therapeutische Hilfe in Anspruch.

Infektionsschutzgesetz*: In der BRD wurde zum 1. Januar 2001 das Bundesseuchengesetz von 1961 „novelliert" und in das Infektionsschutzgesetz überführt. Darin werden 26 Situationen beschrieben, in denen die „Infektiologen" in den Gesundheitsämtern und vor allem des Landes und des Bundes, Ausgangssperren, Quarantäne, Verhaftungen etc. „verfügen" dürfen, wenn es „begründeten Verdacht" auf „gefährlich werden könnende" neue und alte „Erreger" geben sollte. Also das Grundgesetz aufhebt, das uns schützen soll.
Im Jahr 2020 wurde dies zur Wirklichkeit.
Auch hier gilt aus rechtlichen Gründen: Es kann keinerlei Haftung für Schäden irgendwelcher Art übernommen werden, die sich direkt oder indirekt aus dem Gebrauch der hier veröffentlichten Darstellungen ergeben. Das Buch ersetzt nicht den Gang zum Therapeuten.

* Die Infektionstheorie bleibt eine Hypothese, weil sie bis zum heutigen Datum nicht bewiesen, sondern vielfach widerlegt wurde.

INHALTSVERZEICHNIS

Vorwort

Viele Menschen wurden ihren ganzen bisherigen Lebensweg schon von fundamental irrtümlichen Glaubenssätzen begleitet. Je weiter wir auf unserem Pfad kommen, desto schwieriger wird es, diese Dogmen abzulegen. Sie formen einen Teil unserer Identität. Und diesen Teil zu hinterfragen, fühlt sich an wie die Zerstörung unserer Existenzgrundlage. Wahrheit zerstört aber nicht. Sie entfernt Lügen, die wie alte Bandagen an unverheilten Wunden kleben und stärkt unsere Weiterentwicklung. Symptomunterdrückung ist nicht gleich Heilung. Das gilt für unsere physische Gesundheit genau so wie für unseren Verstand. Es ist der elementare Irrglaube unserer Gesellschaft: Zu schnell verteufeln wir jedes bedrückende Symptom als unerwünschte Krankheit und jede unangenehme Information als Falschaussage. Dabei ist genau dieses sensible Empfinden, dass etwas nicht stimmt, eine Chance! Eine Chance, zu lernen, zu wachsen und zu heilen. Oft wird dazu der Matrix-Vergleich herangezogen: Was bedeutet es, eine Lüge zu leben? Kognitive Dissonanz zerreißt uns, denn unser ganzes menschliches Wesen strebt nach einem Sinn. Unser Lebensweg ist die Suche nach der Wahrheit. In Liebe, Wissenschaft, Religion. Wir wollen nicht Schauspieler in einer mit falschen Narrativen gestrickten Welt sein, sondern echtes Lebensgefühl erfahren. Wir können uns nicht langfristig selbst belügen, ohne daran zu verzweifeln. Die Wahrheit kann unser ganzes Weltbild infrage stellen. Deswegen fällt es vielen leichter, sich an herablassende Verleumdungen zu klammern: Verschwörungstheoretiker! Aber die Verleumder verraten sich selbst: Meistens gehen sie den Aussagen des vermeintlichen Verschwörungstheoretikers gar nicht auf den Grund. Wieso? Aus Angst, sie könnten auf eine unbequeme Wahrheit stoßen? Das Gefährlichste an dieser Angst besteht darin, dass die, die davon profitieren, mit unserer Furcht Schach spielen. Sie hetzen uns gegeneinander auf und missbrauchen uns als Bauernopfer in ihrem Machtkampf. Ein verängstigter Mensch sehnt sich nach Kontrolle, um das

Chaos des Terrors auszugleichen. Es ist aber nicht ratsam, diese Kontrolle denselben Personen zu überlassen, die die Panik verbreiten. Sich dem Unvorstellbaren zu öffnen, erfordert Mut.
Herzlichen Glückwunsch, mit dem Lesen dieses Buches beweisen Sie wahren Mut und den Forschungsgeist eines Wissenschaftlers! Ihre Sensibilität für die Wahrheit macht Sie zu einer Gefahr für die Tyrannei. Sie verlassen das Spielfeld und lassen sich keine Dogmen und Spielregeln eintrichtern, die von den Schachspielern selbst nicht eingehalten werden. Sie sollen nicht einmal blind dem zustimmen, was Sie in diesem Buch lesen werden. Denn hier geht es nicht um Meinungsverschiedenheiten. Es geht um wissenschaftliche logische Schlussfolgerungen. Wissenschaft ist komplex; voller Variablen, deren Relevanz teilweise erst viel später klar wird. Deswegen müssen wir uns mit der Wissenschaft entwickeln und dürfen uns niemals auf ein unvollständiges Experiment verlassen. Je mehr Reproduktionsversuche, Kontrollexperimente, zusätzliche Ideen und Austausch unter Forschern, desto näher kommen wir der Wahrheit! Letzteres wird momentan massiv behindert durch Zensur. Wissenschaft wurde politisiert und moralisiert und den Forschern selbst die Möglichkeit geraubt, ihre Recherche untereinander zu diskutieren. Alles, was der politischen Mehrheitsmeinung nicht genehm ist, kann einen Mediziner oder Naturwissenschaftler seine berufliche Zulassung kosten. Und sogar seine Freundschaften und Familienbeziehungen. Das Coronavirus ist ein Manipulationswerkzeug. Und deswegen muss das Narrativ um seine Schrecklichkeit vorherrschen, um das Schachspiel nicht zu gefährden. Der Nürnberger Kodex war ein Versprechen an die Menschheit, dass wir nie wieder mit tyrannischer Respektlosigkeit behandelt und unsere körperliche Autonomie verlieren würden. Jetzt werden unsere Gesundheit und unsere essentielle Freiheit bedroht von dystopischen Zwangsmaßnahmen. Für ein übergeordnetes „Allgemeinwohl“?
Wir sind es unserer Freiheit schuldig, dass wir diese Behauptung des Allgemeinwohls hinterfragen. Als Leser dieses Buches erobern Sie ein Stück

Ihrer geistigen Freiheit zurück. Ob sie danach zurück auf das Spielfeld springen und sich hin- und herschieben lassen, ist Ihre Entscheidung. Aber ich verspreche Ihnen, es ist nicht einsam hier draußen in Freiheit. Wir sind viele und wir werden immer mehr. Denn sobald eine Lüge einmal entblößt wurde, gibt es kein Zurück. Sobald wir die Wahrheit kennen, können wir sie nicht leugnen. Das tatsächliche Virus in unserer Gesellschaft ist die Lüge. Das Gegenmittel der Mut zur Wahrheit. Wissenschaft ist nicht kalt, unverständlich und unantastbar. Selbsternannte Experten tun gerne so, als seien wir alle Laien, die ihren komplizierten Phrasen sowieso nicht folgen können. Einem guten Wissenschaftler gelingt es aber, seine Arbeit verständlich zu vermitteln, damit wir die Ergebnisse in unserem Leben anwenden können. Genau das ist die Mission dieses Buches. Lassen Sie sich nicht einschüchtern. Sie stehen vor einer spannenden Abzweigung auf Ihrem Lebenspfad. Jetzt liegt es an Ihnen, diesen Pfad zu beschreiten, alte Ängste abzulegen und sich mit der Wahrheit zu bewaffnen. Die Wahrheit ist der Schlüssel zur Freiheit. *Naomi Seibt*

Machtwerk – Einstieg in die Widerlegung der Virusbehauptungen

Corona_Fakten[1], Februar 08, 2021

In unserem neuen Format "Analyse der SARS-CoV-2 Publikationen[2]" analysieren und erklären wir im Detail die Publikationen, in denen die Behauptung aufgestellt wurde, dass der Nachweis eines krankmachenden Virus gelungen sei.

Da uns von Corona-Fakten immer wieder Anfragen zu bestimmten Publikationen erreichten, „weil *diese oder jene* jetzt den Nachweis erbracht zu haben vorgaben", entschieden wir uns, genau dieses neue Format auf den Weg zu bringen. Wir werden alle entsprechenden Publikationen für Sie auseinandernehmen und beweisen, warum **kein** neues Virus nachgewiesen wurde. So bekommen Sie die Möglichkeit an die Hand, noch besser argumentieren zu können und lernen dabei gleichzeitig, Publikationen zu entlarven, die zu diesem Nachweis nicht taugen.
Einige Analysen finden Sie in diesem Buch, aber auch in den folgenden weiteren Bänden.
Damit Ihnen beim Lesen unserer Erklärungen zu der jeweiligen Publikation der Zugang zum Erklärten besser gelingt, haben wir diesen Einstiegsartikel erstellt, der Ihnen die wichtigsten Grundlagen vermittelt. Wir haben versucht, dieses Kapitel so kurz wie möglich zu gestalten, aber dennoch die Kernelemente zu erläutern.
Durch die 7 Kernpunkte, die Virologen für den Nachweis eines Virus verwenden, haben sie genau genommen das Gegenteil dessen erreicht, was in ihrer Absicht lag – auf wissenschaftlicher Basis widerlegten sie geradezu die Virusexistenzbehauptungen.

In diesem Kapitel werden die folgenden Kernelemente im Detail beschrieben:

1. **Wie sind ein Virus und ein Corona-Virus definiert?**
2. **Was bedeutet wissenschaftliches Arbeiten und was sind die wissenschaftlich festgeschriebenen Regeln?**
3. **Was sind wissenschaftliche Kontrollexperimente und wie müssten diese aussehen?**
4. **Der sogenannte cytopathische Effekt (CPE), der im Labor hervorgerufen werden soll, dient als erster indirekter Nachweis.**
5. **Das Sequenz-Alignment dient als zweiter indirekter Nachweis.**
6. **Information zu den Fotos der als isoliert behaupteten Viren.**

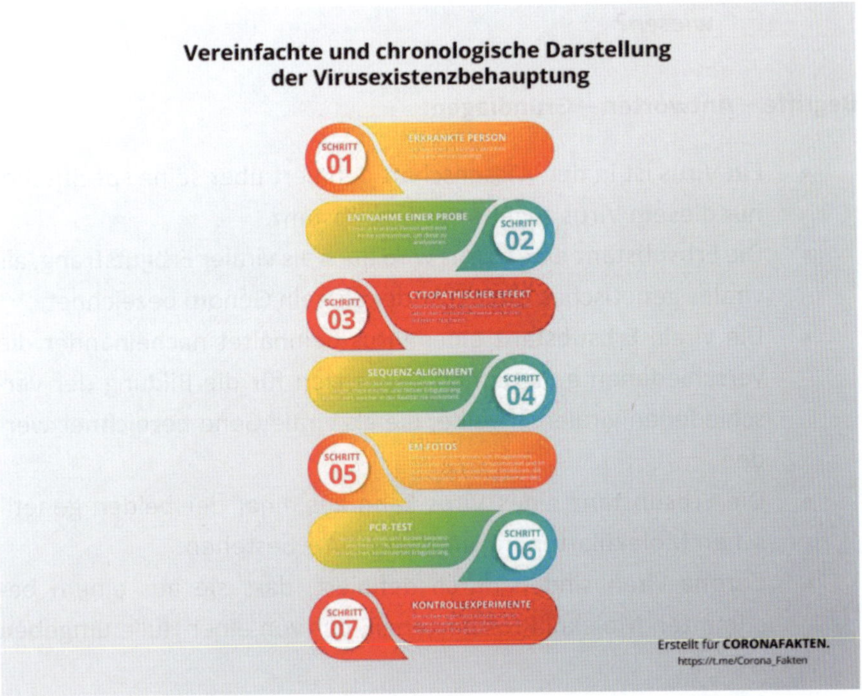

Abb. 1

1. Wie sind ein Virus und ein Corona-Virus definiert?

- ***Wie sind ein Virus und ein Corona-Virus definiert?***
- ***Wie sind in diesem Zusammenhang Sequenzen definiert?***
- ***Wie funktionieren die Nachweisverfahren von Sequenzen, die als PCR, als RT-PCR und als real-time RT-PCR bezeichnet werden?***
- ***Wann darf der Nachweis der Anwesenheit von Sequenzen in Menschen als Beweis für die Anwesenheit eines Virus ausgegeben werden?***
- ***Wie wird die Existenz eines Virus wissenschaftlich nachgewiesen?***

Begriffe – Antworten – Grundlagen:

- Ein Virus ist in der Wissenschaft definiert über seine spezifische, nur diesem Virus zugehörige Erbsubstanz.
- Die Erbsubstanz eines Virus wird auch als viraler Erbgutstrang, als virales genetisches Molekül oder als sein Genom bezeichnet.
- Die virale Erbsubstanz eines Virus beinhaltet nacheinander die verschiedenen genetischen Sequenzen für die Bildung der verschiedenen viralen Eiweiße, die als virale Gene bezeichnet werden.
- Die Erbsubstanz eines Virus kann aus einer der beiden genetischen Molekülarten – DNA oder RNA – bestehen.
- Corona-Viren sind dadurch definiert, dass sie aus einem bestimmten Molekül RNA bestehen, das von einer Hülle umgeben ist.
- Die Erbsubstanz eines bestimmten Virus ist definiert durch seine genau bestimmte Länge und die exakte Bestimmung des Aufbaus des viralen Erbgutstranges.

- Die Zusammensetzung des Erbguts eines Virus ergibt sich durch die genaue Bestimmung der Anzahl und der spezifischen Abfolge der vier Bausteine, aus der eine Erbsubstanz besteht. Die vier Bausteine einer Erbsubstanz werden als Nukleotide bezeichnet.
- Der Vorgang der Bestimmung der spezifischen Abfolge der vier Bausteine einer Erbsubstanz wird als Sequenzierung bezeichnet.
- Das Resultat der Bestimmung der Abfolge der Bausteine einer Erbsubstanz wird als Sequenz oder als genetische Sequenz bezeichnet.
- Krankmachende Viren sind dadurch definiert, dass ihre Sequenz einmalig ist und in gesunden Organismen nicht vorkommt.
- Um die Anwesenheit der Erbsubstanz eines Virus nachweisen und bestimmen zu können, muss entsprechend der Denkgesetze und der Logik, die jeder Wissenschaft als Fundamentalregel vorausgeht, dieses Virus isoliert werden und in Reinform vorliegen, damit nicht zelleigene Gensequenzen als Bestandteile eines Virus fehlgedeutet werden.
- Die Bestimmung der Sequenz einer genetischen Substanz ist nur möglich, wenn diese in Form einer DNA vorliegt.
- Um die Sequenz einer genetischen Substanz bestimmen zu können, die in Form einer RNA vorliegt, muss diese zuvor biochemisch in DNA umgewandelt werden.
- Den Vorgang der Umwandlung einer genetischen Substanz aus RNA in DNA wird als „Reverse Transkription“ bezeichnet und mit „RT“ abgekürzt.
- Die Anwesenheit und Länge einer Erbsubstanz wird dadurch bestimmt, indem diese in einem elektrischen Feld der Länge nach aufgetrennt wird. Kurze Stückchen wandern schneller, längere langsamer. Gleichzeitig werden, um die Länge der zu untersuchenden Erbsubstanz bestimmen zu können, verschieden lange Stückchen an Erbsubstanz mit bekannter Länge hinzugegeben.

Diese zuverlässige Standardtechnik zum Nachweis und der Bestimmung der Länge an Erbsubstanz wird als „Gelelektrophorese“ bezeichnet.

- Ist die Konzentration einer bestimmten Erbsubstanz zu gering, so dass sie mit der Technik der „Gelelektrophorese“ nicht nachweisbar ist, kann sie durch die Technik der unbegrenzten Vermehrung von DNA, genannt Polymerase-Ketten-Reaktion (engl. polymerase chain reaction PCR), beliebig vermehrt werden. So kann nicht nachweisbare DNA in der Gelelektrophorese sichtbar gemacht werden. Das ist eine Voraussetzung, um genetische Substanz für weitere Untersuchungen, vor allem für die nachfolgende, entscheidende Bestimmung ihrer Länge und ihrer Sequenz zugänglich zu machen. Diese Methode wird abgekürzt auch als PCR bezeichnet.

  Der Erfinder der PCR-Technik, Karry Mullis, der 1993 hierfür den Nobelpreis für Chemie erhalten hat, hat früh darauf hingewiesen, dass diese, für Reinraumanalytik in Computerchipfabriken entwickelte Methode sehr fehleranfällig ist[3].

  Er hat in seiner Nobelpreisrede, die auf der Seite des Nobelpreiskomitees dokumentiert ist, ebenso darauf hingewiesen, dass es keinen überprüfbaren, tatsächlich wissenschaftlichen Beweis dafür gibt[4], dass die genetische Substanz, die als Genom des HIV bezeichnet wird, tatsächlich eine Immunschwäche oder eine der verschiedenen Krankheiten auslöst, die unzulässig unter dem Begriff „AIDS“ zusammengefasst und mit hochtoxischer Chemotherapie behandelt werden.

  Er wies darauf hin, dass es nur einen Konsens beteiligter Wissenschaftler gibt, dass „HIV“ eine Immunschwäche auslösen würde[5].

- Um eine DNA mit der PCR-Technik vermehren zu können, bedarf es der Kenntnis der Zusammensetzung der Sequenz der DNA.

Eine DNA kann nämlich nur dann mit der PCR vermehrt werden, wenn sich an den Anfang und das Ende der DNA kurze, künstlich hergestellte Genstücke binden, die exakt der Sequenz des Beginns und des Endes der zu vermehrenden DNA entsprechen. Diese kurzen Stückchen künstlich hergestellter DNA werden deswegen als Startermoleküle der PCR, als Primer bezeichnet. Sie sind im Schnitt zwischen 24 bis 30 Nukleotiden *(den Bausteinen der genetischen Substanz)* lang.

- Mit der PCR können also keine unbekannten Sequenzen und keine unbekannten Viren nachgewiesen werden. Erst die Bestimmung der Sequenz eines Virus ermöglicht es, einen PCR-Test für den Nachweis einer Gensequenz zu entwickeln, die aus einem Virus stammt.

2. Was bedeutet wissenschaftliches Arbeiten und was sind die wissenschaftlich festgeschriebenen Regeln?

Im Jahre 1998[6] wurden wegen einer Vielzahl an systematischen und umfangreichen Fälschungen in der Infektions- und Krebsforschung im Regelwerk die „Vorschläge zur Sicherung guter wissenschaftlicher Praxis" zusammengefasst und veröffentlicht.

Sie wurden 1997 von einer internationalen Kommission im Auftrag der Deutschen Forschungsgesellschaft (DFG) erstellt und auftragsgemäß von Universitäten und der Hochschulrektorenkonferenz präzisiert, in Druckform und im Internet veröffentlicht und in Deutschland für alle staatlichen Wissenschaftsinstitutionen und Wissenschaftler verbindlich gemacht.
Diese Regeln und Vorgaben sind Bestandteil des Arbeitsvertrages jedes Einzelnen.

Wissenschaftliche Regeln und Vorgaben

Übereinstimmend wird im Regelwerk festgestellt, dass wissenschaftliche Arbeit auf Grundprinzipien beruht, die in allen Ländern und in allen wissenschaftlichen Disziplinen gleich sind. Gute wissenschaftliche Praxis setzt voraus *(dabei ist die Aufzählung nicht vollständig):*

A.) „lege artis“ zu arbeiten. Die Untersuchungen sind auf dem neuesten Stand der Forschung durchzuführen, was Kenntnis und Verwertung des aktuellen Schrifttums, die Anwendung angemessener Methoden und neuester Erkenntnisse erfordert.

B.) Redlichkeit. Aufgabe des Wissenschaftlers ist es, Ergebnisse konsequent zu kontrollieren und anzuzweifeln, wobei auch Befunde anderer darzustellen sind, die Ergebnisse und Hypothesen in Frage stellen. **Kontrollversuche mit ebenso vollständiger Offenlegung des Versuchsaufbaus sind zentraler Bestandteil, um angewandte Methoden zu verifizieren und Störfaktoren auszuschließen.**

C.) Qualitätssicherung als wichtiges Merkmal wissenschaftlicher Redlichkeit. Bei der Veröffentlichung von Ergebnissen sind Methoden, Arbeitsschritte und Ergebnisse exakt zu beschreiben, wobei Wiedergabe der Erkenntnisse und Interpretation klar zu unterscheiden sind. Dabei müssen Befunde mitgeteilt werden, die die eigenen Hypothesen verwerfen, sowie Befunde und Ideen anderer Wissenschaftler, als auch relevante Publikationen anderer Autoren und Konkurrenten angemessen zitiert werden.

Wissenschaftliches Fehlverhalten ergibt sich aus Verletzung **dieser drei und weiteren Kriterien**, sowie Falschangaben durch Unterdrückung relevanter Belege, Quellen und Texte über unerwünschte Ergebnisse, ohne dass dies offengelegt wird. Mitverantwortung für wissenschaftliches Fehlverhalten ergibt sich **aus Mitwissen** um **Fälschungen anderer**,

Beteiligung am Fehlverhalten anderer, Mitautorenschaft an fälschungsbehafteten Veröffentlichungen, grober Vernachlässigung der Aufsichtspflichten und anderem, wobei rechtliche Konsequenzen, besonders bei Straftaten gegen das Leben und Körperverletzungen, zu ziehen sind. Die DFG führt erklärend und warnend in „Vorschläge zur Sicherung guter wissenschaftlicher Praxis" weiter aus

... unter 2.1 Normen der Wissenschaft:

„Forschung als Tätigkeit ist Suche nach neuen Erkenntnissen. Diese entstehen aus einer stets durch Irrtum und Selbsttäuschung gefährdeten Verbindung von Systematik und Eingebung." „Ehrlichkeit gegenüber sich selbst und gegenüber anderen ist eine Grundbedingung dafür, dass neue Erkenntnisse – als vorläufig gesicherte Ausgangsbasis für weitere Fragen (46) – überhaupt zustande kommen können. ‚Ein Naturwissenschaftler wird durch seine Arbeit dazu erzogen, an allem zu zweifeln, was er tut und herausbringt, ... besonders an dem, was seinem Herzen nahe liegt' (47)." „Unredlichkeit – anders als gutgläubiger Irrtum, der nach manchen wissenschaftstheoretischen Positionen essenziell für den Fortschritt der Erkenntnis ist, jedenfalls aber zu den ‚Grundrechten' des Wissenschaftlers gehört (48) – stellt also die Forschung nicht nur in Frage, sondern zerstört sie." „‚Wissenschaftlich ... überholt zu werden, ist ... nicht nur unser aller Schicksal, sondern unser aller Zweck. Wir können nicht arbeiten, ohne zu hoffen, dass andere weiterkommen werden als wir.' Max Webers Ausspruch (49) gilt für Zeitgenossen nicht weniger als für Vor- und Nachfahren. So ist Ehrlichkeit nicht nur selbstverständliche Grundregel professioneller wissenschaftlicher Arbeit, ... ; sie ist das Fundament der Wissenschaft als eines sozialen Systems."

Wurden diese verbindlichen wissenschaftlichen und festgeschriebenen Regeln der Deutschen Forschungsgemeinschaft eingehalten?

Nein, das wurden sie nicht.

Missachtet wurde:

- **die Redlichkeit,**
- **Qualitätssicherung als wichtiges Merkmal wissenschaftlicher Redlichkeit.**

Im nachfolgenden Text werden wir diese Aussagen untermauern.

3. Was sind wissenschaftliche Kontrollexperimente und wie müssten diese aussehen?

Kontrollexperimente/Qualitätskontrolle

- **Erstes Kontrollexperiment**

Hat irgendjemand der Wissenschaftler die in der Wissenschaft zwingend vorgeschriebenen Kontrollexperimente durchgeführt, die beweisen, ob die von ihm verwendeten Sequenzen tatsächlich aus einem Virus stammen? Hat irgendjemand der Wissenschaftler die Kontrollexperimente durchgeführt, ob die von ihm verwendeten Sequenzen, die er dem neuen Virus zuschreibt, in Wirklichkeit nicht Sequenzen sind, die in jedem Stoffwechsel entstehen, vielleicht sogar in Pflanzen[7], oder die im Stoffwechsel bei Erkrankungen vermehrt entstehen?

Konkret ausgedrückt: Hat auch nur einer der Autoren der Studien **Kontrollexperimente** durchgeführt, um auszuschließen, dass auch mit menschlicher/mikrobieller RNA aus einer Lungenspülung eines **gesunden** Menschen,

- eines Menschen mit einer **anderen Lungenerkrankung**,
- eines Menschen, der SARS-CoV-2-**negativ getestet** wurde,
- oder aus solcher RNA aus **Rückstellproben** aus der Zeit, als das SARS-CoV-2-Virus noch unbekannt war,

genau die gleiche Aufaddierung eines Virus-Genoms aus kurzen RNA-Bruchstücken möglich ist! *(wir kommen später auf die Methode "Alignment" der Aufaddierung von Gensequenzen).*

Die Antwort ist: NEIN!

Nachweislich haben bis zum heutigen Tage weder die Virologen des Chinese Center of Desease Control (CCDC), noch andere diese notwendigen Kontrollversuche unternommen, und falls doch, deren Veröffentlichung unterlassen. Für diese entscheidenden Kontrollexperimente unterzieht man kurze Gensequenzen des Stoffwechsels gesunder Personen der identischen Prozedur, wie das bei „viralem Material" geschieht, um computergestützt einen langen Erbgutstrang zu konstruieren.
Es wird dieser aus den Denkgesetzen und der Logik der Virologie resultierende, zwingende Kontrollversuch – um die eigenen Ergebnisse konsequent zu kontrollieren – **nicht einmal erwähnt.** In dem Augenblick, in dem dieser Versuch durchgeführt und publiziert wird, **darf man die Corona-Krise augenblicklich als beendet betrachten.**

- **Zweites Kontrollexperiment**

  Der andere, aus wissenschaftlicher Logik resultierende Kontrollversuch ist der, mittels des entwickelten PCR-Verfahrens (realtime RT-PCR) intensiv, mit klinischen Proben von Menschen mit anderen Erkrankungen als denen, die dem Virus zugeschrieben werden und anhand von Proben gesunder Menschen, Tiere und Pflanzen zu überprüfen, ob nicht auch deren Proben sich als „positiv" getestet herausstellen.

  Diese weiteren Kontrollexperimente, die logisch zwingend notwendig sind, um ein Testverfahren zu validieren, d. h. zu kontrollieren, ob es gültig ist und über eine Aussagekraft verfügt, wurden bis heute nicht realisiert, ja es wurde nicht einmal behauptet, dass sie durchgeführt wurden.

Deswegen haben sich die Erfinder und Produzenten dieser Testverfahren durch entsprechende Hinweise auf den Beipackzetteln abgesichert[8+9], z.B. dass der Test nur für Studienzwecke zu verwenden und für diagnostische Zwecke **nicht** geeignet ist.

- **<u>Drittes Kontrollexperiment</u>**

  Ein weiterer Kontrollversuch, der – absichtlich? – nie sorgfältig durchgeführt wurde, ist derjenige, der in vitro *(im Labor)* bei Zellkulturen stattfände.

  Keine der Studien führt eine wirklich solide Negativ-Kontrolle durch, mit der sichergestellt ist, dass nicht schon im Ausgangsmaterial, den Affennierenzellen und den verwendeten Chemikalien und Nährlösungen, das "potenziell infektiöse Agens" oder diejenigen kurzen Gensequenzen enthalten sind, aus denen später der Erbgutstrang der behaupteten Viren konstruiert, bzw. deren Kultivierung behauptet wird. Sowohl die eingebrachten Agenzien selbst, oder diese in Interaktion mit dem Zellmaterial, oder dieses allein, oder alles zusammen mit dem Isolat aus dem erkrankten Gewebe, könnten für die beobachteten Veränderungen, die als viral gedeutet werden – und für die Freisetzung kurzer Gensequenzen – verantwortlich sein, aus denen später das Virus-Genom rechnerisch entsteht.

Zur Verdeutlichung ein Bild, das das Kontrollexperiment erklärt:

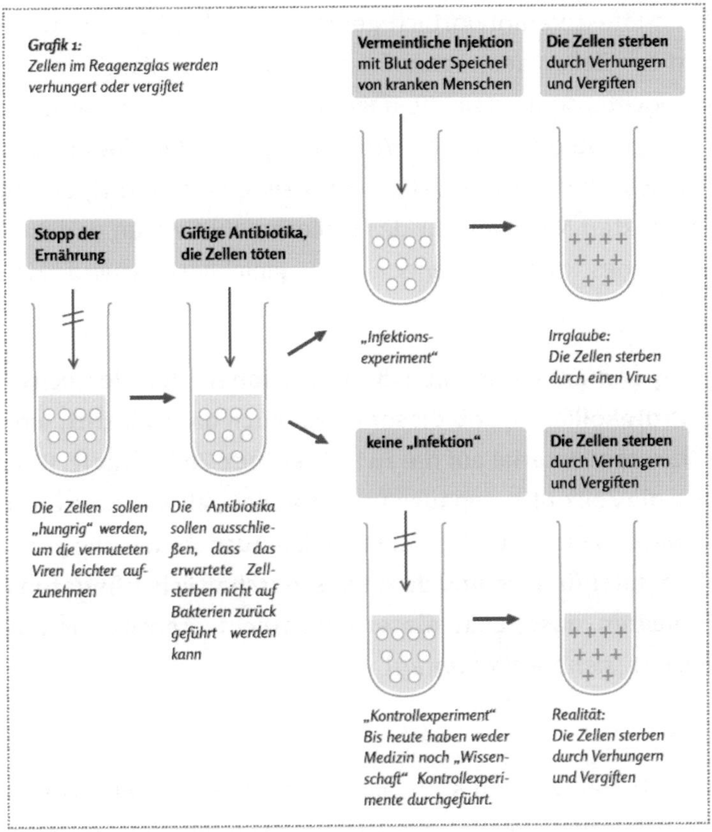

Abb. 2

Probenmaterial wird nun auf eine Zellkultur (z. B. Vero E6 Zellen / Affennierenzellen) gegeben. Allerdings wird die Zellkultur, die ja mit dem angeblich infizierten Material aus der Probe kontaminiert werden soll, vorher auf spezielle Weise vorbereitet Diese Zellkultur (z. B. Vero E6) wird durch bestimmte Chemikalien und Antibiotika quasi vergiftet, gleichzeitig entzieht man ihr die Nährlösung, sie "verhungert" förmlich.

Das "Vergiften" wird aus dem Glauben heraus durchgeführt, dass man sichergehen möchte, dass keine anderweitigen Ursachen für einen erwünschten Effekt verantwortlich gemacht werden können. Die Nährlösung wird den Zellen deswegen entzogen, weil man damit diese hungrig machen möchte, so dass sie die angeblichen "Viren" besser aufnehmen. Leider sind genau diese beiden Vorkehrungen – Vergiften und Aushungern – ursächlich dafür anzusehen, dass ein Effekt eintritt, der auch mit einem indirekten Nachweis für das Isolieren, Kultivieren und die Zerstörungskraft eines krankmachenden Virus gleichgesetzt wird. Ein fataler IRRTUM!

Kontrollexperimente mit allen Kombinationen des Versuchsaufbaus und der Protokollierung, ob dieser Effekt auch dann eintritt, wenn man nicht infiziertes Material auf die zu infizierende Zellkultur (z. B. Vero E6) gibt, oder die Zellkultur genauso vorbehandelt, als würde man sie "infizieren", werden nicht durchgeführt. Einige Ausnahmen, die genau diese Kontrollen durchführten und damit wissenschaftlich arbeiteten und für alle offenlegten, dass genau dieser Effekt nicht virenspezifisch ist, werden ignoriert *(siehe weiter unten).*

<u>**Hinweis:**</u>

In einigen Studien werden Kontrollgruppen vorgegaukelt, diese werden oft als **"mock-infected cells"** *(lässt sich in etwa mit: "scheininfizierte Zellen" übersetzen)* dargestellt.

Diese **"mock-infected cells"** sollen auf eine anscheinend durchgeführte Negativkontrolle hinweisen.

Das, was in einigen Arbeiten als **"control samples"** und **"negative controls"** beschrieben wird, ist völlig nutzlos und dient nicht der Überprüfung der angewandten Methoden.

"Mock-infected" kann zweierlei Dinge bedeuten, und sofern nicht genau dokumentiert wurde, was die Wissenschaftler damit meinen, sind auch

die erwähnten **"mock-infected cells"** bedeutungslos. Für gewöhnlich bedeutet **"mock-infected"** lediglich, dass man mit der entsprechenden Zellkultur gar nichts gemacht hat. Und das stellt keine Kontrolle dar.
In deutschen Lehrbüchern für Mikrobiologie werden solche **"mock-infected cells"** sogar oftmals als "nicht infizierte Zellen" bezeichnet.
Erinnern Sie sich bitte an die Regeln der DFG, die wir Ihnen weiter oben zitiert haben.

Dort heißt es unter Punkt B:
"Kontrollversuche mit ebenso vollständiger Offenlegung des Versuchsaufbaus sind zentraler Bestandteil, um angewandte Methoden zu verifizieren und Störfaktoren auszuschließen."

Finden Sie in der Publikation im Method-, oder Supplements-Bereich keine klar definierten Vorgaben, die nachvollziehbar sind, ist dieses Vorgehen höchst unwissenschaftlich.

In der Tat hat die Virologie nicht mehr zu bieten als indirekte Beweise, die sie nur deswegen als viral, also „krankmachend" interpretiert, **weil die Beteiligten unter einem Zwangsdenken leiden, dass es Viren geben muss, weil die "herrschende Meinung in der Biologie/Medizin" keine realen Erklärungen für die Phänomene anbieten kann, die den Viren zugesprochen werden. Sie bemerken ihr extrem unwissenschaftliches Handeln und die damit einhergehende Selbst- und Fremd-Täuschung nicht.**
Liegen die notwendigen Kontrollexperimente nicht vor, kann und darf die Publikation nicht als wissenschaftlich bezeichnet werden.

Genau dieses Fehlverhalten führte zu der bzw. verstärkte die Fehlentwicklung innerhalb der Virologie. Man fehldeutete unter anderem Prozesse beim Absterben von Gewebe und Zellen im Reagenzglas als Anwesenheit von Viren und bemerkte diesen Irrtum nicht. Hätten die

Verantwortlichen die notwendigen Kontrollexperimente durchgeführt, wäre ihnen dies sofort aufgefallen. Eine gute Analyse dieser Problematik finden Sie im Internet unter:
Prof. Harald Walach - Was ist eine „wissenschaftliche Tatsache"? Ein kleines Fallbeispiel: Der „Masernprozess[10]"

4. **Der sogenannte cytopathische Effekt (CPE), der im Labor hervorgerufen werden soll, dient als erster indirekter Nachweis.**

Was ist dieser Effekt, der von Virologen mit einem Nachweis eines krankmachenden Virus gleichgesetzt wird?

Was ist ein cytopathischer Effekt und wie erkennt man ihn?

Virologen töten im Labor unbemerkt Gewebe
Die Virologen benutzen das Wort „Isolation" nicht im eigentlichen Sinne des Wortes Isolation und werden verdächtig nervös, wenn sie darauf angesprochen werden. Sie verstehen unter „Isolation" die Erzeugung eines Effektes im Labor, den sogenannten cytopathischen Effekt, den sie gleichzeitig als

a) Infektion
b) Beweis für die Anwesenheit eines Virus
c) Beweis für dessen Vermehrung
d) Beweis für die Zerstörungskraft des angenommenen Virus deuten.

In Wirklichkeit töten sie unbemerkt und unbewusst Gewebe und Zellen im Labor - durch Aushungern und Vergiften. Durch diesen Umstand entsteht eine **morphologische Veränderung** der vermeintlich "infizierten" Zellen.

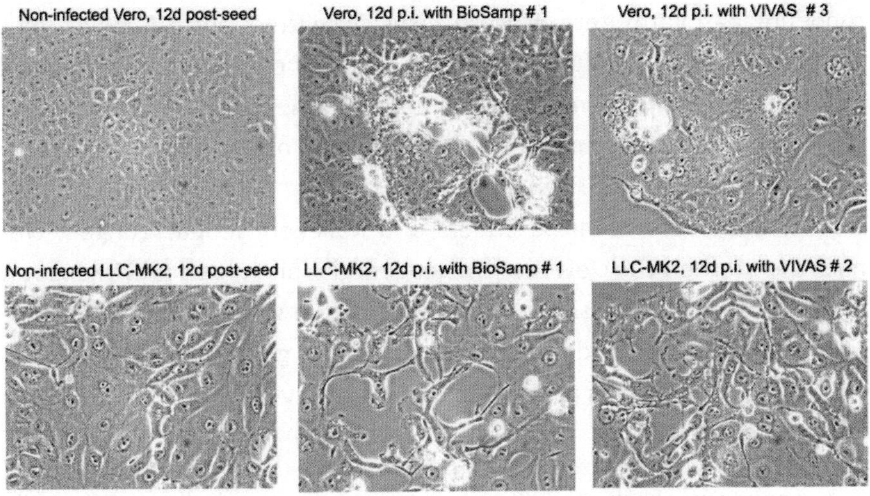

Abb. 3; gemischte cytopathische Effekte in Vero E6- und LLC-MK2-Zellen[11]

Die angebliche Kultivierung des Virus

Dieses Zusammenfließen *(siehe Abb. 3)* wird als Riesen-Zellbildung und als „cytopathischer Effekt" bezeichnet. Dieses Resultat vieler gewaltsamer und irrsinniger Schritte *(in vitro)* wird als zentraler Beweis für die „Anwesenheit, Isolation, Vermehrung etc." des vermuteten Virus gedeutet. Die Beteiligten behaupten dann, dass ihnen die Kultivierung des Virus gelungen sei.

Wie kam es zu der Methode (CPE), die jeder Virologe im Labor anwendet, um zu behaupten, er habe ein Virus gefunden?

Die Fehldeutung, mit der man glaubte, ein Virus nachgewiesen zu haben *(den sogenannten cytopathischen Effekt)*, manifestierte sich am **10.12. 1954**, als John Franklin Enders den Nobelpreis für eine lange zurückliegende Fehldeutung rund um das vermutete Polio-Virus verliehen wurde. Mit dem Nobelpreis vom **10.12.1954** wurde aber aus **seiner als solche bezeichnete Spekulation** *(der cytopathische Effekt sei virenspezifisch)*

rund um das vermutete **Masern-Virus**, publiziert am **1.6.1954**, über Nacht eine wissenschaftliche Tatsache, die bis heute **nicht angezweifelt** wurde. Dabei ist **der Zweifel** das wichtigste wissenschaftliche Gebot und die Regel, um Fehldeutungen zu vermeiden und bestehende Fehldeutungen zu erkennen und zu beheben.
Am **1.6.1954** veröffentliche Enders und Kollegen Beobachtungen, wonach das Sterben von Geweben im Reagenzglas als Folge des Wirkens von vermuteten Viren angesehen werden könnte, er **widerlegt diese Vermutung aber gleichzeitig**, da er berichtet, **dass das gleiche Sterben von Geweben im Reagenzglas auch ohne Zugabe von vermeintlich infiziertem Material geschieht.**

Er warnt ausdrücklich, dass die Vermutung, dass durch diesen Effekt die Anwesenheit eines Virus bewiesen werden könnte, in Zukunft erforscht und untersucht werden müsse. Durch den Nobelpreis an ihn vom **10.12.1954** für eine andere Sache, wurden die Mahnung und Aufforderung, diese Technik zu überprüfen und eben nicht mit der Anwesenheit eines Virus gleichzusetzen, **bis heute nicht getätigt, bzw. die Kontrollen nicht einbezogen, die es bis heute nicht gegeben hat.**

Wichtige Anmerkungen zu der wissenschaftlichen Publikation von John Franklin Enders und seinem Mitarbeiter Thomas Chalmers Peebles

Der Nobelpreisträger John Franklin Enders und sein Mitarbeiter Thomas Chalmers Peebles veröffentlichten im Juni 1954 in der Zeitschrift „Proceedings of the Society of Experimental Biology and Medicine" Nr. 86(2), Seite 277–286, einen Bericht über ihre Arbeit mit dem vermeintlichen Masern-Virus mit dem Titel „Vermehrung eines cytopathischen Agens aus Masern-Patienten in Gewebskulturen" („Propagation in tissue cultures of cytopathogenic agents from patients with measles"[12]).

Wie auf **Seite 278** dieser Publikation unten links beschrieben ist, benutzen die Autoren unter anderem das **Antibiotikum Streptomycin, um die Rachenabstriche von Masern-Patienten zu „sterilisieren“,** bevor die Zellen im Reagenzglas mit den darin vermuteten, vermeintlichen Masern-Viren „infiziert“ werden.

Obwohl die Autoren dieser Studie mehrfach darauf hinwiesen ***(auf Seite 283, linke Spalte in der Mitte und auf Seite 285, rechte Spalte gleich dreimal),*** dass das Sterben der Zellen auch durch unbekannte Faktoren und unbekannte Viren verursacht wird, behaupteten die Autoren zwei Jahre später, dass ihre Arbeit aus dem Jahr 1954 grundlegend für die Herstellung aller zukünftiger Masern-Impfstoffe sei. Trotz dieser Schwächen und Widerlegungen wird diese Studie von allen Masern-Virus-Anhängern als **die** fundamentale Studie bezeichnet, mit der die Isolation und Vermehrung des Masern-Virus gelungen sei. Die Lektüre dieser Publikation lohnt sich auch noch aus einem anderen Grund: Die Autoren geben auf **Seite 286 zu, dass es keinen Grund zur Annahme gibt, dass ihre Beobachtungen im Reagenzglas irgendetwas mit den Veränderungen im Menschen zu tun haben, die als Masern definiert sind.** Dabei ist es bis heute geblieben.

Heute ist bekannt, dass Streptomycin Zellen schädigt und tötet[13+14+15], indem es die lebensnotwendigen Bakterien innerhalb der Zellen abtötet – die Mitochondrien, die u. a. den Sauerstoff verstoffwechseln.

Ein weiterer Aspekt, den wir benennen möchten, ist, dass in der Wissenschaft die Erkenntnis existiert, dass die Zugabe von Antibiotika Exosome *(RNA-Sequenzen)* entstehen lässt, die vorher nicht vorhanden waren. (Wikipedia 26.10.2020[16]).

Sie finden die Studie dazu im Nature. Siehe unter Quelle 17.

Übrigens:
Exosome können laut Aussagen von Wissenschaftlern **nicht** von behaupteten **Viren unterschieden werden**[18].

Was wir also wissen ist, dass genau dieser Effekt – der sogenannte cytopathische Effekt – durch diverse andere Ursachen hervorgerufen werden kann, die in keinem Zusammenhang mit einem vermuteten Virus stehen.

In dem einmaligen und einzigartigen Gerichtsprozess, bekannt als "Masern-Prozess" (siehe S. 74), wurde eine der wichtigsten Tatsachen durch den Gutachter und das Gericht unterdrückt: Es ist die in dieser Publikation dokumentierte Tatsache, **dass regelmäßig Zellen im Reagenzglas auf exakt die gleiche Art und Weise sterben, auch wenn gar nichts mit ihnen getan wird.** Dies widerlegt die Behauptung, dass die Art und Weise des Sterbens der Zellen im Reagenzglas, was als spezifischer „cytopathischer Effekt“ (zellzerstörender Effekt) des angeblichen Masern-Virus ausgegeben wird, in Wirklichkeit **ein ganz normales Sterben von Zellen im Reagenzglas unter diesen Bedingungen ist.**

Diese Fehldeutung wurde also von Prof. John Franklin Enders in seiner eigenen Arbeit erkannt und es wurde aktiv darauf aufmerksam gemacht. Dennoch wurde genau diese Methode eines Nachweises zur Grundlage aller bis heute.

Vier Jahre später wurden die Spekulationen von Prof. John Franklin Enders bestätigt

In der Publikation von Bech, V. & von Magnus, P. (1958) Studies on measles virus in monkey kidney tissue cultures[19].
Acta Pathologica Microbiologica Scandinavica 42(1):75-85 wird beschrieben, **dass der cytopathische Effekt nicht masernspezifisch ist**, sondern durch andere Faktoren hervorgerufen wird.

So heißt es in der Publikation auf S. 80:

„cytopathic changes similar to those caused by measles virus may be observed also in uninoculated cultures of monkey kidney tissue (Fig. 4-5). These changes are probably caused by virus-like agents, so called ‚foamy agents', which seem to be frequently present in kidney cells from apparently healthy monkeys"

Übersetzt:
"Cytopathische Veränderungen ähnlich denen, die durch das Masernvirus verursacht werden, können auch in nicht geimpften Kulturen von Affennierengewebe beobachtet werden (Abb. 4-5). Diese Veränderungen werden wahrscheinlich durch virusähnliche Erreger, so genannte 'schaumige Erreger', verursacht, die offenbar häufig in Nierenzellen von scheinbar gesunden Affen vorhanden sind".

Dieser Satz ist bemerkenswert, weist er doch auf die Unspezifität genau der pathologischen Veränderungen hin, die als Ausgangspunkt für den optischen Beleg einer Infektion in der ersten Publikation von Enders & Peebles gedient hat.

Es wurden weitere dieser Kontrollexperimente durchgeführt, die aufzeigten, dass der cytopathische Effekt nicht virenspezifisch ist.

Wir werden Ihnen nun zwei Beispiele nennen *(wichtig, um die Aussagekraft einzelner wissenschaftlicher Publikationen deuten zu können)*, **bei denen die notwendigen Kontrollergebnisse ergeben haben, dass genau der Effekt, genannt cytopathischer Effekt (CPE), als Nachweis für das Vorhandensein eines krankmachenden Virus dient, eben nicht virenspezifisch ist, sondern andere Ursachen zugrunde liegen. Genau dieser**

Effekt wird aber irrtümlicherweise von den Virologen als direkter Nachweis verwendet.

1. Eines der Gutachten, das innerhalb des Masernvirusprozesses durchgeführt wurde und dem Gericht vorgelegt worden ist, bewies, dass allein der Versuchsaufbau, sprich das Vorbehandeln der Zellkulturen selbst, zum cytopathischen Effekt führt. *(siehe Seite 24 – cytopathischer Effekt in Affennierenzellen ist nicht masernvirusspezifisch).*
2. *Prof. Karlheinz Lüdtke, Max-Planck-Institut für Wissenschaftsgeschichte, Frühgeschichte der Virologie, Sonderdruck 125, 89 Seiten, 1999. i.K. (A2) Preprint 1999*[20]

   Diese Lektüre ist dadurch so wichtig, weil sie aufzeigt, wie wichtig Kontrollexperimente sind, um zu erkennen, dass man falsch lag. Darin wird aufgezeigt, dass bis 1953 jedem Virologen und der Wissenschaftsgemeinschaft klar und bekannt war, dass alle Bestandteile, die bis dato als Bestandteile von Viren gedeutet wurden, sich **durch Kontrollversuche** als Bestandteile von abgestorbenen Geweben und Zellen entpuppten. Darum ist es so wichtig, immer wieder auf die fehlenden Kontrollexperimente der vorgelegten Publikationen zu pochen.

5. Das Sequenz-Alignment dient als zweiter indirekter Nachweis.

Das Sequenz-Alignment dient als zweiter indirekter Nachweis, ist aber die leicht erkennbare und wesentliche Widerlegung aller Virusannahmen

Was ist das Alignment in der Virologie?

Das Sequenz-Alignment ist ein Werkzeug, bei dem ein Computer anhand von entwickelten Software-Algorithmen aus sehr vielen **nicht miteinander zusammenhängenden** kurzen Gensequenzen eine theoretisch lange errechnet. Dieser errechnete fiktive Wert wird als Erbgutstrang, dass sogenannte Genom eines Virus, behauptet.

Warum müssen Virologen diesen Alignment-Prozess anwenden, wenn doch eine ganze Struktur, isoliert, vorhanden sein soll?

Die Tatsache der Ausrichtung = Alignment

Virologen haben nie einen kompletten Erbgutsstrang eines Virus isoliert und direkt in seiner vollständigen Länge dargestellt. Sie benutzen IMMER nur sehr kurze Stückchen von Nukleinsäuren (Gensequenzen). Aus einer Vielzahl von Millionen solcherart bestimmter, sehr kurzer Sequenzen, setzen Virologen gedanklich, mit Hilfe aufwendiger rechnerischer und statistischer Methoden, einen fiktiven langen Erbgutstrang zusammen. Diesen Vorgang nennen sie Alignment, was Ausrichtung bedeutet. Das Resultat des aufwändigen Alignments, der fiktive und sehr lange Erbgutstrang, geben Virologen als das Herzstück eines Virus aus und behaupten, damit die Existenz eines Virus nachgewiesen zu haben. **So ein kompletter Strang taucht aber in der Wirklichkeit und in der wissenschaftlichen Literatur nie als Ganzes auf**, obwohl die einfachsten Standardtechniken schon lange vorhanden sind, um die Länge und Zusammensetzung von Nukleinsäuren einfach und direkt zu bestimmen. Durch die Tatsache der Ausrichtung/Alignment, anstatt eine entsprechend lange Nukleinsäure direkt zu präsentieren, haben sich die Virologen selbst widerlegt.

Wie muss man sich das Alignment vorstellen?

Stellen Sie sich ein Meer aus genetischem Material vor, in dem sich aus allen möglichen Quellen Reste von Nukleinsäuren *(genetische Information)* befinden, wobei die Herkunft dieses genetischen Materials menschlicher, pflanzlicher, mikrobieller (Mikroorganismen) u. v. a. Herkunft sein kann.
Zusammengefasst lässt sich sagen, dass die Vielfältigkeit an unterschiedlichsten Gensequenzen in einer Probe, die einem Patienten entnommen wurde, so unfassbar groß sein kann, dass Millionen derer in keiner Datenbank abgespeichert worden sind. Es kann sich auch um ganz gewöhnliche Gensequenzen handeln, die mit sogenannter "Krankheit" überhaupt nichts zu tun haben.
Dem Computer, der dieses Alignment errechnet, reicht allerdings die einfache Dreingabe der sehr vielen kurzen Gensequenzen allein nicht aus, um auf dieser Basis irgendetwas errechnen zu können, da auch für ihn dieses vielfältige Material zusammenhangslos erscheint.
Deswegen muss der Anwender, hier der Virologe oder Bio-Informatiker, dem Computer eine Vorlage, eine Art Schablone, liefern. Mit anderen Worten: Der Computer benötigt irgendeine Gensequenz, einen Erbgutstrang eines anderen "Virus", den man in der globalen Datenbank auffinden kann. Im Fall von Corona (SARS-CoV-2) entschieden sich die chinesischen Wissenschaftler für einen Erbgutstrang eines harmlosen Corona-Fledermausvirus[21].

Nur anhand dieser Vorlage gelingt es dem Computer, die Partikel auszurichten und aus den vielen kurzen Genabschnitten *(aus der Patientenprobe)* einen neuen Erbgutstrang zu generieren – durch Aufaddieren und erzwungenen Abgleich mit der Vorlage *(Corona Fledermausvirus)*.
Bei diesem Prozess entstehen Lücken, da die verwendeten Gensequenzen *(aus der Probe des Patienten)* nicht ausreichen, anhand der Vorlage einen kompletten neuen Erbgutstrang zu konstruieren.

Dafür programmierte man weitere Computer-Algorithmen – sogenannte Gap-Filling-Programme[22], mit denen ad hoc, aus dem Nichts, Gensequenzen frei erfunden werden können.

Die Vorlage, für die sich der Virologe bzw. Bio-Informatiker nun entschieden hat, ist fundamental dafür, welcher Art der vom Computer konstruierte Erbgutstrang am Ende sein wird.
Das bedeutet nichts anderes als: Obwohl man die gleichen Gensequenzen verwendet, würde bei einer Vorlage, wie z. B. einem Erbgutstrang des Masernvirus, ein völlig anderer konstruierter Erbgutstrang errechnet werden. Was ich Ihnen damit sagen möchte: Hätten sich die chinesischen Virologen für eine gänzlich andere Vorlage entschieden, sähen wir uns heute mit einem vollkommen anderen angeblich mutierten Virus konfrontiert.

Folgender ergänzender Hinweis ist elementar:
Auch die Vorlagen, für die sich der Virologe/Bio-Informatiker entscheidet, sind nur ein theoretisches und fiktives Konstrukt, dessen **kompletter Strang (Erbgutstrang) nie in der Wirklichkeit und in der wissenschaftlichen Literatur als Ganzes auftaucht.**

Dieser Prozess, der heute durch moderne Werkzeuge, wie schnelle Computer und deren entwickelte Algorithmen, innerhalb kurzer Zeit vonstattengeht, wurde früher, zu Anfangszeiten der behaupteten Gen-Virologie, noch viel umständlicher vorgenommen, nämlich händisch.

Beim Masernvirus bedurfte der „Findungsprozess“ noch Jahrzehnte.

Wer des Englischen mächtig ist, kann die **Tatsache der nur gedanklichen Konstruktion des „Virus-Erbgutstrangs“ (Complete genome)** in dieser Publikation, an der das RKI maßgeblich beteiligt war, direkt erkennen: „Complete Genome Sequence of a Wild-Type Measles Virus Isolated during the Spring 2013 Epidemic in Germany“, zu finden unter: RKI; Quelle 23.

Zur Verdeutlichung: Niemals taucht in den Publikationen der Wissenschaftler oder anderer Literatur die Behauptung auf, dass aus einer *(viralen)* Struktur oder selbst aus einer „infizierten“ Flüssigkeit eine auch nur annähernd komplette Nukleinsäure *(im Fall SARS-CoV-2: 29903 Nukleotide lang)*[24] gefunden wurde, deren Bestimmung ihrer Molekülabfolge der ganzen, nur gedanklich konstruierten Nukleinsäure entsprechen würde[25]. Es ist sogar so, dass Lücken (fehlende Gensequenzen) frei erfunden werden müssen, da die vielen sehr kurzen Gensequenzen nicht ausreichen, um ein neues Genom zu konstruieren.

Warum kann ein solches Alignment, wie eben beschrieben, nie als wissenschaftlicher Nachweis dargestellt werden?

Eine Methode **wie das Alignment**, um aus sehr kurzen Gensequenzen *(Pool aus der Probe des Patienten)* eine theoretisch lange zu errechnen, die nicht durch Kontrollversuche abgesichert ist, darf nicht als wissenschaftlich bezeichnet werden. Hier wird Wissenschaftlichkeit vorgegeben, die jedoch offensichtlich, nachvollziehbar und für jeden überprüfbar keinesfalls vorliegt.
Der Grund dafür liegt selbstverständlich auf der Hand, allein durch die Kenntnis, dass **95 % der beobachteten Mikroben** sichtbar sind, aber nicht kultivierbar, weswegen deren RNA- und DNA-Sequenzen **nicht bekannt sind**. (Siehe Quelle[26-30])

Weil auch Zellkulturen *(z. B. Vero E6 Zellen)* nie frei von Mikroben und unzähligen Verunreinigungen jeglicher Art sind, ergibt sich die unbedingte Pflicht, das vermutete "Virus" zu isolieren und daraus seine eigene Nukleinsäure *(in diesem Fall RNA)* in reiner Form zu gewinnen, da sonst keine Möglichkeit besteht auszuschließen, dass nicht eine andere Nukleinsäure innerhalb der Probe, die dem Patienten entnommen wurde, mit bei der Konstruktion innerhalb des Alignment-Prozesses am Computer Verwendung findet und somit das Endergebnis verfälscht.

Es ist schon lange bekannt, dass die Enzyme, die Gensequenzen herstellen, nicht nur durch den bekannten Mechanismus des **"Template-Switching"** ständig neue Gensequenzen erzeugen, die in keiner Datenbank erfasst werden können und dass die Enzyme, die RNA-Gensequenzen herstellen, dies auch ohne Gen-Vorlagen tun. Das bedeutet, dass ständig neue Gensequenzen entstehen, die mit den bisherigen Methoden nicht erfasst wurden. Allein daraus ergibt sich die Pflicht zur sofortigen Durchführung von Kontrollexperimenten, denn es ist offensichtlich, dass das Genom des SARS-CoV-2 ganz oder teilweise aus solchen unspezifischen Sequenzen rechnerisch konstruiert wurde.

Ein simples Beispiel erklärt es ganz plastisch

An dem Wort Alignment erkennt jeder Laie direkt, dass – **wie bei allen sog. krankmachenden Viren** – kein ganzer und intakter Erbgutstrang, sprich das komplette Genom, das man SARS-CoV-2 zuordnet, gefunden und isoliert wurde, **sondern nur sehr kurze Schnipsel von Nukleinsäure anhand einer Ausrichtung zu etwas Neuem konstruiert wurden.**

Der komplette Erbgutstrang des behaupteten SARS-CoV-2 besteht nach der gedanklich-rechnerischen Ausrichtung aus 29903 Nukleotiden *(Fan Wu et. al.)*[31]

Stellen Sie sich vor, man legt Ihnen einen Haufen tausender einzelner zusammenhangloser Buchstaben auf den Tisch.

Behauptet wird aber, dass diese einem ganz bestimmten Buch entstammen müssen. Da Sie dieses Buch nicht kennen, können Sie mit den Buchstaben nichts anfangen, kein Kapitel schreiben. Also gibt der Auftraggeber ein ganz bestimmtes und bekanntes Buch vor – so wissen Sie nun Bescheid, um welches Buch es sich handelt und kennen auch dessen erstes Kapitel.
Sie legen nun diese Buchstaben in der entsprechenden Reihenfolge auf, mit dem Ansinnen, das komplette erste Kapitel nachzubilden.

Jetzt entstehen zwei Problematiken:

- Ihre Buchstaben sind an einigen Stellen anders,
- es entstehen einige Lücken.

Sie mussten also einige Wörter abändern, versuchten dabei aber, den Sinn des Kapitels beizubehalten, das Ihnen als Vorlage dient.
Beim Konstruieren des Kapitels fehlten Ihnen einige Buchstaben und dadurch entstanden Lücken in den Wörtern.
Durch die Nutzung diverser Wörter Ihres eigenen Wortschatzes erschaffen Sie die fehlenden, nicht vorhandenen Buchstaben ad hoc aus dem Nichts, so dass Wörter und Sätze einen Sinn ergeben.

Ihnen fällt also selbst auf, dass die Buchstaben, die zur Verfügung standen,

- nicht ausreichten, um ein ganzes Kapitel anhand der Vorlage zu schreiben
- eventuell gar nicht zu dem Kapitel dazugehörten, das Ihnen als Vorlage zur Verfügung gestellt worden ist.

Es ist also ein rein theoretisches und fiktives Endergebnis. Die Buchstaben, die zusammengewürfelt auf dem Tisch lagen, könnten aus den unterschiedlichsten Quellen stammen. Ein Drittel kann aus einem Kochbuch sein, das zweite Drittel aus einem Kinderbuch und das dritte aus einer

Zeitung. In jedem Buch werden die gleichen Buchstaben verwendet, unterschiedlich ist nur die Aneinanderreihung dieser einzelnen Buchstaben. Wir selbst sind die Architekten, die aus einzelnen Bausteinen ein Konstrukt erschaffen.

Die technischen Schritte des Alignments leicht verkürzt dargestellt

Ich möchte Ihnen die Schritte leicht verkürzt beschreiben, anhand des Falles des Coronavirus (SARS-CoV-2):

Das Genom von Fan Wu et. al. = 29903 Basenpaare lang[32], ist nur gedanklich anhand eines Alignments konstruiert worden[33]. Dieses wird anhand vieler Rechenschritte getan, indem man aus einer BALF (genetisches Material) eines Patienten sehr viele kurze RNA-Sequenzen aufaddiert.

- Dabei wurde alles aus der BALF sequenziert.
- die uns *"bekannten"* menschlichen Sequenzen *(Abgleich einer Datenbank)* in dem Gemisch von genetischem Material werden herausgerechnet.
- Dann werden die überlappenden Sequenzen aus dem noch vorhandenen Set herausgefiltert.
- Bevor die überlappenden Sequenzen zur weiteren Verwertung aus dem ganzen Set der BALF herausgezogen werden, werden die sequenzierten 150er-Nukleotid-Stücke rechnerisch in **21er** Stückchen unterteilt: 1-21, 2-22, 3-24 ... 129-150.
- Mit diesen 21-kMers *(im Alignement-Programm Megahit; 25er-kMers im Alignment-Programm Trinity),* wird nach Überlappungen gesucht, die natürlich vielfach gefunden werden.
- Alles, was überlappt, wird als Contigs bezeichnet. Alles, was nicht überlappt, wird aus dem Alignment herausgefiltert.

- Dann werden diejenigen Sequenzen, die auf das vorgegebene Genom *(Fledermaus Corona Virus)* passen (mittels BLAST-Programm), für das Alignment verwendet.
- Wie viel Prozent des gesamten Genoms Lücken (= Gaps) aufweist (1 % bis fast alles???), wird nicht angegeben.
- Ein Gap-filling Programm[34] schließt diese offenen Lücken, indem errechnet wird, welche Art Gen *(für ein Eiweiß des Virus)* an dieser Stelle passen würde.
- Dann wird noch weiter geglättet, um die Regeln der ORFs (Open reading frames = Leseraster) zu erfüllen.

Logische Konsequenz: Das, was hier in allerhand Schritten künstlich erstellt wurde, alles unter lediglich geglaubten, niemals verifizierten „Annahmen", hat mit der Realität rein gar NICHTS zu tun!

Die Mutationsbehauptungen sind nichts anderes als ein erneutes Alignement

Jedes erneute Sequenzieren erschafft eine weitere Genomsequenz *(Genschnipsel, die dem Genom zugeschrieben werden)*. In der GISAID-Datenbank werden derzeit (14.02.2021) bereits knapp 530.000[35] unterschiedliche solcher Genomsequenzen zu ein und demselben behaupteten Virus (SARS-CoV-2) gelistet.

Diese Abweichungen werden fälschlicherweise Mutationen genannt. Ganz nach dem Motto, 1000-mal sequenziert, 1000-mal mutiert :).

Da diese – der Natur der DNA entsprechend *(ständige Veränderung des Aufbaus unabhängig voneinander)* – **bei jedem Sequenziervorgang andere Ergebnisse liefern**, wurden diese natürlich ständig vorkommenden Veränderungen als Mutationen eines Virus ausgegeben.

Der Erbgutstrang *(Fan Wu et. al 29903bp)*[36], den die Virologen der CCDC anhand eines Alignments konstruierten und vorschlugen[37], wurde zur Vorlage aller weiteren weltweit.

Bis heute ist es keinem Team gelungen, die identische Zusammensetzung des Erbguts, die durch das Team von Fan Wu et. al. vorgegeben wurde, erneut zu konstruieren.

Die Ursachen liegen klar auf der Hand:

- Der Körper erzeugt ständig neue Gensequenzen.
- Die Gene des Menschen sind im ständigen Wandel und nicht, wie einst gedacht, ein fester und gleichbleibender Bauplan **(Siehe hierzu den Beitrag in der „Zeit" vom 12.6.2008: „Erbgut in Auflösung"; Sie finden ihn unter der Quelle 38).**
- **95 % der beobachteten Mikroben** sind sichtbar, aber nicht kultivierbar, weswegen deren RNA- und DNA-Sequenzen **nicht bekannt sind**. (Siehe Quelle[26-30])

6. Information zu den Fotos der als isoliert behaupteten Viren.

Information zu den Fotos der als isoliert behaupteten Viren: Wann sagt ein Bild nichts über die Existenz des Abgebildeten aus und kann nur als unwissenschaftlich oder sogar Betrugsversuch gedeutet werden?

- *wenn keine wissenschaftliche Publikation vorliegt, in der mindestens ausgesagt und beschrieben wird, dass aus einer Struktur, die in einer Aufnahme als Beweis gezeigt wird, die Nukleinsäure bestimmt wurde,*
- *keine Kontrollversuche durchgeführt wurden, um zu bestätigen, dass es sich bei der Struktur nicht um eine andere handelt als diejenige, die man angenommen hat,*

- *wenn diese Struktur nicht von allen anderen Bestandteilen isoliert wurde,*
- *z. B. die sogenannten HIV-, Masern- und Pocken-Viren-Bilder klar zeigen, wie die Bildunterschriften schon selbst aussagen, dass es sich um Zellen handelt, in denen sich Viren befinden sollen – es wurde also nichts isoliert!*

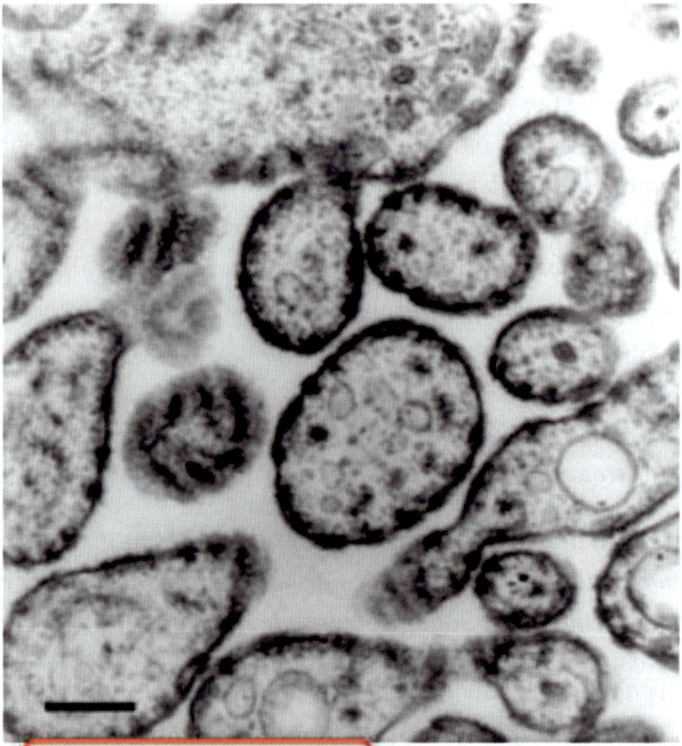

Masernvirus in Vero-Zellen.

Quelle: *Hans R. Gelderblom/RKI*

Abb. 4; Quelle[39]

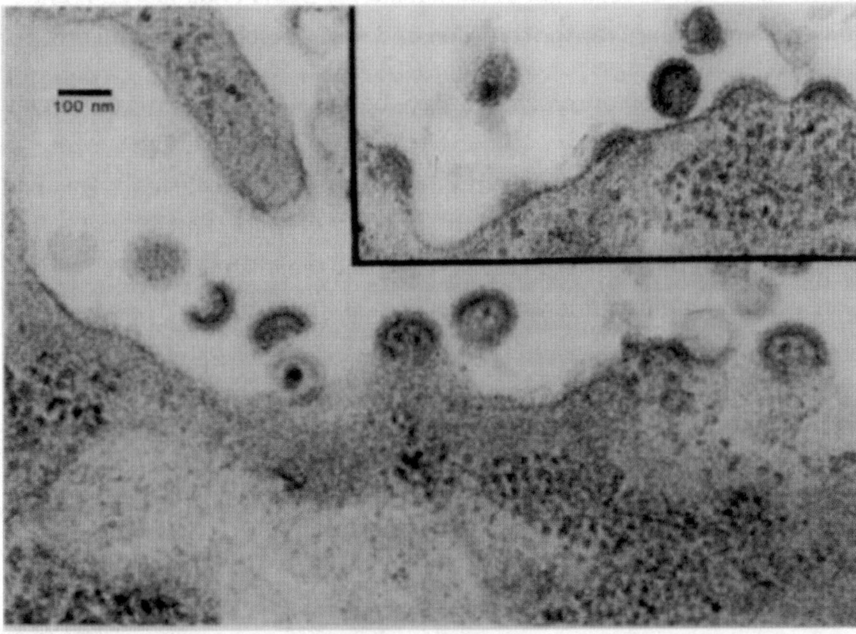

Fig. 2. Electron microscopy of thin sections of virus-producing cord lymphocytes. The inset shows various stages of particle budding at the cell surface.

869

Abb. 5; Quelle[40] Publikation Montagnier

Entscheidendes muss generell zu den EM-Aufnahmen gesagt werden

Strukturen, die in EM-Aufnahmen gezeigt und als Abbildung von Viren publiziert werden, **wurden niemals biochemisch charakterisiert**.

Es wurde niemals aus solchen Partikeln eine Nukleinsäure entnommen und bestimmt. Diese Partikel werden nur als Viren ausgegeben und dabei die Information unterschlagen, dass die gleichen Partikel dieser Art jedes Mal auch dann entstehen, wenn „uninfizierte" Zellkulturen auf die gleiche Art und Weise behandelt werden wie als „infiziert" definierte Zellkulturen.

Nicht-Virologen bezeichnen diese Partikel z. B. als Phagosomen, Endosomen, Exosomen, Transportvesikel und im Querschnitt als Villi etc. pp.

Sie werden zu vielen unterschiedlichen, behaupteten Strukturen die gleiche Darstellung sehen.
EM-Aufnahmen zeigen **immer nur Totes**, chemisch Fixiertes[41]. Das Bild (siehe Abb. 6) stellt Seifenmizellen aus Detergenzien, Fetten und Eiweißen dar, die durch Einfrieren konserviert und vielleicht erst durch diesen Einfriervorgang entstanden sind.

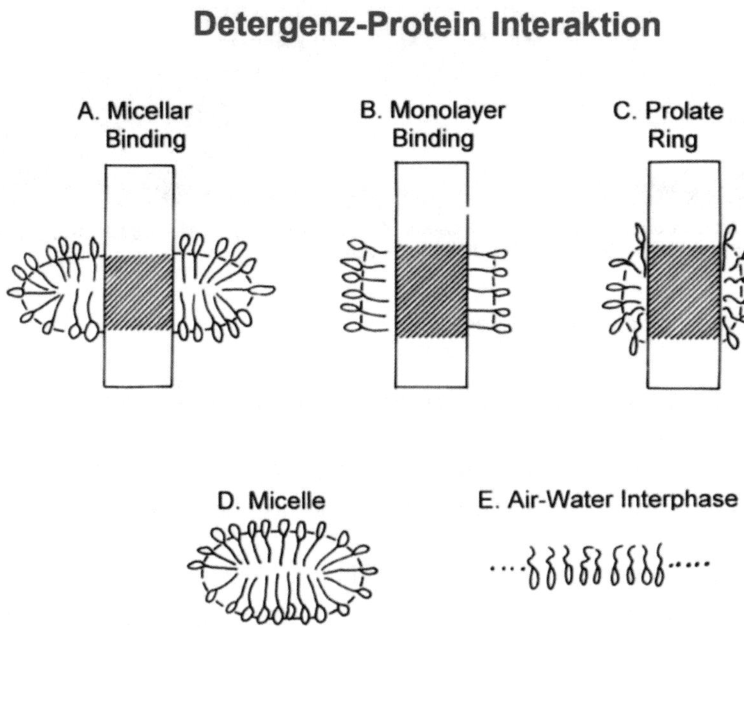

Abb. 6; Quelle[42]

Die einzige wichtige Botschaft nach außen: abgebildet werden lediglich "Artefakte" – **entscheidend dabei ist:**

1. dass diese Bilder nur aus **Zellkulturen**, also absterbendem Gewebe im Reagenzglas herrühren und definitiv nichts zeigen, was aus einem Menschen kommt,
2. dass diese Strukturen nie biochemisch charakterisiert wurden (sic!),
3. niemals aus diesen Strukturen Nukleinsäuren gewonnen wurden, die das Herzstück des Virus sein sollen *(also niemals aus einer spezifischen Struktur, die als Virus ausgegeben wird, jemals die Nukleinsäure gewonnen wurde)*

Eine bewegungslose Aufnahme aus der Elektronenmikroskopie zeigt nie den lebendigen biologischen Ablauf. Was man unter den EMs begutachtet, hat rein gar nichts damit zu tun, was im biologischen Organismus des Menschen abläuft. Jedes Ergebnis aus dem Labor kann absolut keine Rückschlüsse auf die Abläufe innerhalb eines lebenden Organismus geben.

Quellenangabe

Machtwerk – Einstieg in die Widerlegung der Virusbehauptungen

1 https://t.me/Corona_Fakten

2 https://telegra.ph/Analyse-aller-Publikationen-auf-einen Blick---Warum-diese-Arbeiten-kein-pathogenes-Virus-nachweisen-02-12

3 https://www.youtube.com/watch?v=p_cMF_s-fzc

4 https://www.raum-und-zeit.com/r-z-online/artikel-archiv/raum-zeit-hefte-archiv/alle-jahrgaenge/1995/ausgabe-73/kary-mullis-die-hiv-aids-these-ist-falsch.html

5 https://www.youtube.com/watch?v=vaMZ4NyNCwI

6 https://telegra.ph/Einstieg-Machtwerk---Die-Widerlegung-der-Virusbehauptung-Quellenverzeichnis-02-14

7 https://www.n-tv.de/der_tag/Papaya-positiv-auf-Corona-getestet-Tansania-kritisiert-WHO-article21766364.html

8 Creative-Diagnostics Product Information zum Test Kit "SARS-CoV-2 Coronavirus Multiplex RT-qPCR Kit (CD019RT)" *"This product is for research use only and is not intended for diagnostic use."* ("Dieses Produkt ist nur für Forschungszwecke und nicht für den diagnostischen Gebrauch bestimmt."). Als *"bestimmungsgemäßer Gebrauch"* ist angegeben: *"Dieses Produkt ist für die Erkennung des 2019-Novel Coronavirus (2019-nCoV) vorgesehen. Das Ergebnis des Nachweises dieses Produkts dient nur zur klinischen Referenz und sollte nicht als alleiniger Nachweis in der klinischen Diagnose und Behandlung verwendet werden."* **Quelle hierzu: siehe:** https://telegra.ph/Einstieg-Machtwerk---Die-Widerlegung-der-Virusbehauptung-Quellenverzeichnis-02-14**; siehe unter 5 und 6; dort finden Sie auch die Packungsbeilage** des Test-Kits.

9 Alle Komponentenlieferanten für PCR-Verfahren kennzeichnen mehr als deutlich, dass diese sich nicht für ein diagnostisches Verfahren eignen, sie lediglich zu Forschungszwecken dienen! https://www.creative-diagnostics.com/coronavirus.htm.

10 https://harald-walach.de/methodenlehre-fuer-anfaenger/17-was-ist-eine-wissenschaftliche-tatsache-ein-kleines-fallbeispiel-des masernprozesses

11 https://www.researchgate.net/publication/320348665_Collection_of_Viable_Aerosolized_Influenza_Virus_and_Other_Respiratory_Viruses_in_a_Student_Health_Care_Center_through_Water-Based_Condensation_Growth

12 https://telegra.ph/Einstieg-Machtwerk---Die-Widerlegung-der-Virusbehauptung-Quellenverzeichnis-02-14; siehe auf dieser Seite unter Quelle 9.

13 https://www.pharmazeutische-zeitung.de/ausgabe-282013/antibiotika-schaden-mitochondrien/

14 https://www.aerzteblatt.de/nachrichten/55068/Antibiotika-Langzeitschaeden-durch-oxidative-Schaedigung-von-Mitochondrien

15 https://stm.sciencemag.org/content/5/192/192ra85.short

16 https://de.m.wikipedia.org/wiki/Exosom_(Vesikel)

17 https://www.nature.com/articles/s41598-017-08392-1

18 https://www.ncbi.nlm.nih.gov/pmc/articles/PMC2248418/

19 https://telegra.ph/Einstieg-Machtwerk---Die-Widerlegung-der-Virusbehauptung-Quellenverzeichnis-02-14; siehe auf dieser Seite unter Quelle 19.

20 https://telegra.ph/Einstieg-Machtwerk---Die-Widerlegung-der-Virusbehauptung-Quellenverzeichnis-02-14; siehe auf dieser Seite unter Quelle 20.

21 https://www.ncbi.nlm.nih.gov/pmc/articles/PMC7094943/

22 https://bmcbioinformatics.biomedcentral.com/articles/10.1186/s12859-015-0663-4

23 https://edoc.rki.de/handle/176904/1876

24 https://www.ncbi.nlm.nih.gov/nuccore/1798174254

25 https://pubmed.ncbi.nlm.nih.gov/32015508/ und https://www.ncbi.nlm.nih.gov/pmc/articles/PMC7094943/

26 https://www.spiegel.de/consent-a-?targetUrl=https%3A%2F%2Fwww.spiegel.de%2Fwissen-schaft%2Fmensch%2Fbakterien-genkatalog-leben-im-gekroese-a-681518.html&ref=https%3A%2F%2Ftele-gra.ph%2F

27 https://de.wikipedia.org/wiki/Bakterien

28 https://www.ndr.de/ratgeber/gesundheit/Was-sind-Bakterien-und-wie-wirken-Antibiotika,bakterien174.html

29 https://www.zukunftsinstitut.de/artikel/wohnen/bio-tech-das-lebende-haus/

30 https://www.phagoflow.de/bakterien-als-krankheitserreger/

31 https://www.ncbi.nlm.nih.gov/nuccore/1798174254

32 https://www.ncbi.nlm.nih.gov/nuccore/1798174254

33 https://pubmed.ncbi.nlm.nih.gov/32015508/

34 https://bmcbioinformatics.biomedcentral.com/articles/10.1186/s12859-015-0663-4

35 https://www.gisaid.org/

36 https://www.ncbi.nlm.nih.gov/nuccore/1798174254

37 https://pubmed.ncbi.nlm.nih.gov/32015508/ und

https://www.ncbi.nlm.nih.gov/pmc/articles/PMC7094943/

38 https://www.zeit.de/zustimmung?url=https%3A%2F%2Fwww.zeit.de%2F2008%2F25%2FM-Genetik

39 https://www.rki.de/DE/Content/Infekt/NRZ/EM/Aufnahmen/EM_Tab_Masern.html

40 https://www.researchgate.net/publication/8335711_Isolation_of_a_T-lymphotropic_retrovirus_from_a_patient_at_risk_for_acquired_immune_deficiency_syndrome_AIDS

41 https://telegra.ph/Einstieg-Machtwerk---Die-Widerlegung-der-Virusbehauptung-Quellenverzeichnis-02-14; siehe diese Seite unter Quelle 31.

42 https://docplayer.org/4939490-Arbeiten-mit-membranproteinen-rupert-abele.html; Arbeiten mit Membranproteinen; Rupert Abele (Seite 20).

Führende Corona Forscher geben zu, dass sie keinen wissenschaftlichen Beweis für die Existenz eines Virus haben

Corona_Fakten[1], 03. Juli 2020

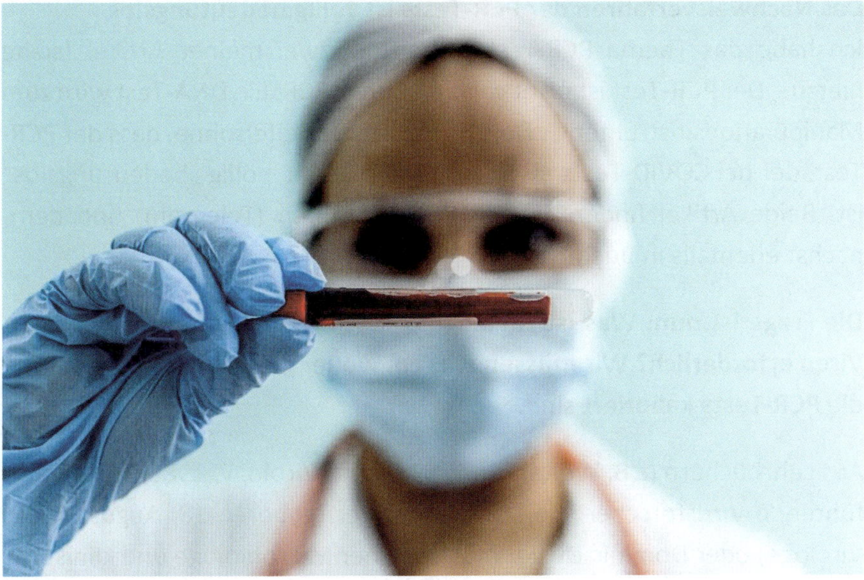

Abb. 7

Meine ersten Worte des Artikels lauten: *"Schnallen Sie sich an, der Schock wird heftig"*.

Das, was Sie in diesem Artikel erfahren werden, sprengt Ihren Horizont. Die neuesten Informationen haben die Sprengkraft den größten Betrug an der Menschheit aufzudecken. Nach diesen Informationen sollte jeder Bürger die Leute unterstützen, die für diese wichtigen Informationen gekämpft haben. Es ist endlich raus, alle führenden Wissenschaftler zu COVID-19 (SARS-CoV-2) haben zugegeben**, dass die wissenschaftlichen Regeln um COVID-19 nachzuweisen, nicht erbracht wurden.**

Aber der Reihe nach. Ich werde Ihnen erklären, was dies bedeutet. Ich bitte Sie diesen Artikel bis zum Ende zu lesen. Verbreiten Sie diesen Artikel. Die Plandemie | (Telegram Post)[2,3] müsste durch diese Aussagen mit sofortiger Wirkung beendet sein, mehr noch, damit muss die komplette Virologie in Frage gestellt werden!

Das Nachweisverfahren der PCR-Tests ist völlig bedeutungslos

Ich habe das Thema PCR-Tests bereits in zwei meiner Artikel (siehe hierzu: „Der PCR-Test ist nicht validiert" und „PCR: Ein DNA-Test wird zum Manipulationsinstrument". Dort beweise ich zweifelsohne, dass der PCR-Test, der bei COVID-Tests als „Goldstandard" gilt, völlig „bedeutungslos" ist. Beide Artikel finden Sie auf Corona_Fakten (Telegram) und demnächst ebenfalls in Buchform.

Die Frage ist nun: Was ist zuerst für die Isolierung/den Nachweis von Viren erforderlich? Wir müssen wissen, woher die RNA stammt, für die die PCR-Tests kalibriert sind.

Aus Lehrbüchern (z.B. White/Fenner. Medical Virology, 1986, S. 9), sowie führende Virusforscher wie Luc Montagnier (geboren 18. August 1932, Virologe) oder Dominic Dwyer (australischer Mikrobiologe und klinischer Professor für Medizin an der School of Medicine der University of Sydney) stellten fest[4], dass die Partikelreinigung – d.h. die Trennung eines Objekts von allem, was nicht dieses Objekt ist, wie z.B. die Nobelpreisträgerin Marie Curie 1898 100 mg Radiumchlorid durch Extraktion aus Tonnen von Pechblende reinigte - eine wesentliche Voraussetzung ist, um die Existenz eines Virus nachzuweisen und damit zu beweisen, dass die RNA des betreffenden Partikels von einem neuen Virus stammt.
Der Grund dafür ist, dass die PCR extrem empfindlich ist, d.h. sie kann selbst kleinste DNA- oder RNA-Stücke nachweisen - aber sie kann nicht feststellen, woher diese Partikel stammen. Das muss vorher bestimmt werden.

Und weil die PCR-Tests auf Gensequenzen (in diesem Fall RNA-Sequenzen, weil SARS-CoV-2 vermutlich ein RNA-Virus ist) kalibriert sind, müssen wir wissen, dass diese Genschnipsel Teil des gesuchten Virus sind. Und um das zu wissen, muss eine korrekte Isolierung und Reinigung des vermuteten Virus durchgeführt werden.

Die Henle-Koch'schen Postulate sind die entscheidenden Kriterien, um ein Virus wissenschaftlich nachzuweisen

Vor der Erfindung des Elektronenmikroskops in den 1930er Jahren war es nicht möglich, so kleine Partikel zu sehen. Mit dem Elektronenmikroskop begann die neue Generation von Virologen unsaubere Materialien zu untersuchen und behaupteten, sie könnten die Viren entdecken. Das Problem ist, dass man allein durch das Betrachten eines Teilchens nicht sagen kann, was es ist oder was es tut, ohne die Postulate von Henle-Koch zu erfüllen.

Die von Henle und später von Koch aufgestellten Postulate müssen in ihrer Gesamtheit erfüllt sein, um beweisen zu können, dass ein krankmachender Mikroorganismus der Erreger, der genannten Infektionskrankheit ist!

Die Postulate beinhalten die Vorgaben, die ein Wissenschaftler erfüllen muss, um einen Erreger z.B. als ansteckend zu bezeichnen. Die Postulate gehen auf den Anatomen und Pathologen Jakob Henle zurück. Robert Koch formulierte sie später teilweise um und nannte sie nur die Koch-schen Postulate.

Heute werden sie wieder als Henle-Koch´sche Postulate bezeichnet.

Definition:

Vier von Robert Koch aufgestellte Forderungen, die erfüllt sein müssen, damit ein Mikroorganismus als Erreger einer bestimmten Krankheit bezeichnet werden darf.

1. **Koch'sches Postulat**
   Der Mikroorganismus muss in allen Krankheitsfällen gleicher Symptomatik detektiert werden können, bei gesunden Individuen jedoch nicht.

2. **Koch'sches Postulat**
   Der Mikroorganismus kann aus dem erkrankten Individuum in eine Reinkultur überführt werden (Isolation).

3. **Koch'sches Postulat**
   Ein vorher gesundes Individuum zeigt nach Infektion mit dem Mikroorganismus aus der Reinkultur dieselben Symptome wie das, aus dem der Mikroorganismus ursprünglich stammt.

4. **Koch'sches Postulat**
   Der Mikroorganismus kann aus den so infizierten und erkrankten Individuen wieder in eine Reinkultur überführt werden.

Die führenden Wissenschaftler geben zu, dass keiner von Ihnen ein Virus isoliert hat!

Thorsten Engelbrecht (preisgekrönter Journalist) [5] und Konstantin Demeter[6] (unabhängiger Forscher) haben die Wissenschaftsteams der einschlägigen Arbeiten, auf die im Zusammenhang mit SARS-CoV-2 Bezug genommen wird, um den Nachweis gebeten, ob die in ihren in vitro-Experimenten abgebildeten elektronenmikroskopischen Aufnahmen gereinigte Viren zeigen.

Aber kein einziges Team konnte diese Frage mit "ja" beantworten - und niemand sagte, dass die Reinigung kein notwendiger Schritt sei. Wir erhielten nur Antworten wie *"Nein, wir haben keine elektronenmikroskopische Aufnahme erhalten, die den Grad der Reinigung zeigt"* (siehe weiter unten).
Wir fragten mehrere Studienautoren: "*Zeigen Ihre elektronenmikroskopischen Aufnahmen das gereinigte Virus (eine Isolierung)?*", **und sie gaben folgende Antworten:**

Studie 1: Leo L. M. Poon; Malik Peiris. "Emergence of a novel human coronavirus threatening human health" *Nature Medicine*, March 2020[7]

Antwortender Autor: Malik Peiris

Datum: May 12, 2020

Antwort: *"The image is the virus budding from an infected cell. It is not a purified virus."*
Übersetzt: *"Das Bild ist das aus einer infizierten Zelle austretende Virus. Es ist kein gereinigtes Virus".*

Studie 2: Myung-Guk Han et al. "Identification of Coronavirus Isolated from a Patient in Korea with COVID-19", *Osong Public Health and Resarch Perspectives, February 2020*[8]

Antwortender Autor: Myung-Guk Han

Datum: May 6, 2020

Antwort: *"We could not estimate the degree of purification because we do not purify and concentrate the virus cultured in cells."*
Übersetzt: *"Wir konnten den Grad der Reinigung nicht abschätzen, weil wir das in Zellen gezüchtete Virus nicht reinigen und konzentrieren."*

Studie 3: Wan Beom Park et al. "Virus Isolation from the First Patient with SARS-CoV-2 in Korea", *Journal of Korean Medical Science*, February 24, 2020[9]

Antwortender Autor: Wan Beom Park

Datum: March 19, 2020

Antowrt: *"We did not obtain an electron micrograph showing the degree of purification."*
Übersetzung: *"Wir haben keine elektronenmikroskopische Aufnahme erhalten, die den Grad der Reinigung zeigt."*

Studie 4: Na Zhu et al., "A Novel Coronavirus from Patients with Pneumonia in China", 2019, *New England Journal of Medicine*, February 20, 2020[10]

Antwortender Autor: Wenjie Tan

Datum: March 18, 2020

Answer: *"[We show] an image of sedimented virus particles, not purified ones."*
Übersetzt: *"[Wir zeigen] ein Bild von sedimentierten Viruspartikeln, nicht von gereinigten".*

Anmerkung: Bei dieser Publikation hätte es der Nachfrage nicht bedurft, die Autoren geben hier offen zu "our study does not fulfill Koch's postulates"
Übersetzt: *"unsere Studie erfüllt nicht die Postulate von Koch"*

Hinsichtlich der erwähnten Arbeiten ist klar, dass das, was in den elektronenmikroskopischen Aufnahmen (EMs) gezeigt wird, das Endergebnis des Experiments ist, **d.h. es gibt kein anderes Ergebnis, aus dem sie EMs hätten herstellen können.**
Das heißt, wenn die Autoren dieser Studien zugeben, dass ihre veröffentlichten EMs **keine gereinigten Partikel zeigen**, dann besitzen sie definitiv keine gereinigten Partikel, von denen behauptet wird, dass sie viral sind. (In diesem Zusammenhang muss angemerkt werden, dass einige Forscher in ihren Arbeiten den Begriff **"Isolierung" verwenden**, aber die darin beschriebenen Verfahren stellen keinen ordnungsgemäßen Isolierungs- (Reinigungs-) prozess dar.
Folglich wird in diesem Zusammenhang der Begriff "Isolierung" missbräuchlich verwendet).
So räumen die Autoren von vier der wichtigsten Anfang 2020 veröffentlichten Arbeiten, in denen die Entdeckung eines neuen Coronavirus behauptet wird, ein, **dass sie keinen Beweis dafür hatten, dass der Ursprung des Virusgenoms virenähnliche Partikel oder Zelltrümmer, rein oder unrein, oder Partikel jeglicher Art, waren.** Mit anderen Worten, die Existenz der SARS-CoV-2-RNA **beruht auf dem Glauben**, nicht auf Tatsachen.[11]

Torsten Engelbrecht[12] und Konstantin Demeter[13] haben Dr. Charles Calisher kontaktiert, der ein erfahrener Virologe ist. Im Jahr 2001 veröffentlichte Science ein "leidenschaftliches Plädoyer... an die jüngere Generation" von mehreren altgedienten Virologen, unter ihnen Dr. Charles Calisher
[moderne Virusnachweismethoden wie] die geschmeidige Polymerase-Kettenreaktion [...] sagen wenig oder nichts darüber aus, wie sich ein Virus vermehrt, welche Tiere es in sich tragen, [oder] wie es Menschen krank macht. Es ist, als ob man versucht zu sagen, ob jemand Mundgeruch hat, indem man auf seinen Fingerabdruck schaut"[14 + 15].

Und deshalb fragten die beiden Dr. Calisher, ob er ein einziges Papier kennt, in dem SARS-CoV-2 isoliert und schließlich wirklich gereinigt wurde. Seine Antwort:

"I know of no such a publication. I have kept an eye out for one."

Übersetzt: *"Ich kenne keine solche Publikation. Ich habe nach einer solchen Publikation Ausschau gehalten[16]"*

Was bedeutet das?
Kurz gesagt: **KEIN EINZIGES KOCH'SCHES POSTULAT WURDE EINGEHALTEN!**

Eingehender ausgedrückt:
Das bedeutet eigentlich, dass man nicht schlussfolgern kann, dass die RNA-Gensequenzen, die die Wissenschaftler aus den in den erwähnten In-vitro-Versuchen aufbereiteten Gewebeproben entnahmen und für die die PCR-Tests schließlich "kalibriert" werden, zu einem bestimmten Virus – in diesem Fall SARS-CoV-2 – gehören.

Darüber hinaus gibt es keinen wissenschaftlichen Beweis dafür, dass diese RNA-Sequenzen der Erreger des so genannten COVID-19 sind.
Um auf die eine oder andere Weise, d.h. über die Virusisolierung und Virusreinigung hinaus, einen Kausalzusammenhang herzustellen, wäre es absolut notwendig gewesen, ein Experiment durchzuführen, das die vier Koch'schen Postulate erfüllt. Doch ein solches Experiment gibt es nicht, wie Amory Devereux und Rosemary Frei kürzlich für Off Guardian aufzeigten.[17]

Die Notwendigkeit, diese Postulate bezüglich SARS-CoV-2 zu erfüllen, zeigt sich nicht zuletzt daran, dass versucht wurde, sie zu erfüllen.

Aber selbst Forscher, die behaupteten, dies getan zu haben, **waren in Wirklichkeit nicht erfolgreich**.[18]

Die Publikation im Nature[19] **"The pathogenicity of SARS-CoV-2 in hACE2 transgenic mice" erfüllt ebenfalls keine der Koch'schen Postulate.**

Ein Beispiel dafür ist eine Studie, die am 7. Mai 2020 in Nature veröffentlicht wurde. Diese Studie hat neben anderen Verfahren, die die Studie ungültig machen, keines der Postulate erfüllt.
So wiesen die angeblich "infizierten" Labormäuse **keine relevanten klinischen Symptome auf,** die eindeutig auf eine Lungenentzündung zurückzuführen sind, die gemäß dem dritten Postulat eigentlich auftreten müsste, wenn dort tatsächlich ein gefährliches und potenziell tödliches Virus am Werk wäre. Und die leichten Borsten und der Gewichtsverlust, die vorübergehend bei den Tieren beobachtet wurden, sind vernachlässigbar, nicht nur, weil sie durch den Eingriff selbst verursacht worden sein könnten, sondern auch, weil sich das Gewicht wieder normalisierte.
Auch ist kein Tier gestorben, außer denen, die sie zur Durchführung der Autopsien getötet haben. Und vergessen wir nicht: Diese Experimente hätten vor der Entwicklung eines Tests durchgeführt werden müssen, was nicht der Fall ist.

Keiner der führenden deutschen Vertreter der offiziellen Theorie zu SARS-Cov-2/COVID-19 konnte die Frage beantworten, wie sie sich sicher sein können, ohne ein gereinigtes Virus zu haben, dass die RNA-Gensequenzen dieser Partikel zu einem bestimmten neuen Virus gehören.

Torsten Engelbrecht und Konstantin Demeter haben den führenden deutschen Vertretern[20] der offiziellen Theorie zu SARS-Cov-2/COVID-19 - das ***Robert-Koch-Institut (RKI), Alexander S. Kekulé (Universität Halle), Hartmut Hengel und Ralf Bartenschlager (Deutsche Gesellschaft für***

***Virologie)*, Thomas Löscher, Ulrich Dirnagl (Charité Berlin), Georg Bornkamm (Virologe und emeritierter Professor am Helmholtz-Zentrum München) folgende Frage gestellt:**

"Wenn die Partikel, die angeblich SARS-CoV-2 sein sollen, nicht gereinigt wurden, wie wollen Sie dann sicher sein, dass die RNA-Gensequenzen dieser Partikel zu einem bestimmten neuen Virus gehören?
Vor allem, wenn es Studien gibt, die zeigen, dass Substanzen wie Antibiotika, die bei den in vitro-Experimenten zum Virusnachweis in die Reagenzgläser gegeben werden, die Zellkultur so "stressen" können, dass neue Gensequenzen gebildet werden, die vorher nicht nachweisbar waren - ein Aspekt, auf den die Nobelpreisträgerin Barbara McClintock bereits 1983 in ihrer Nobelvorlesung hingewiesen hat[21].“

Es sollte nicht unerwähnt bleiben, dass wir schließlich die Charité - den Arbeitgeber von Christian Drosten, Deutschlands einflussreichstem Virologen in Bezug auf COVID-19, Berater der deutschen Regierung und Mitentwickler des PCR-Tests, der als erster von der WHO weltweit "akzeptiert" (nicht validiert!)[22] wurde - für die Beantwortung von Fragen zu diesem Thema gewinnen konnten.

Aber wir haben erst am 18. Juni 2020, nach Monaten der Nichtbeantwortung, Antworten erhalten. Letztendlich haben wir es nur mit Hilfe der Berliner Anwältin Viviane Fischer geschafft.

Zu unserer Frage: "*Hat sich die Charité davon überzeugt, dass eine entsprechende Partikelreinigung durchgeführt wurde*", räumt die Charité ein, **dass sie keine gereinigten Partikel verwendet hat**.

Und obwohl sie behaupten, dass *"die Virologen der Charité sicher sind,* dass *sie auf das Virus testen"*, stellen sie in ihrer Arbeit (Corman et al.) fest:

"RNA was extracted from clinical samples with the MagNA Pure 96 system (Roche, Penzberg, Germany) and from cell culture supernatants with the viral RNA mini kit (QIAGEN, Hilden, Germany)"

Übersetzt:
"RNA wurde aus klinischen Proben mit dem MagNA Pure 96-System (Roche, Penzberg, Deutschland) und aus Zellkulturüberständen mit dem viralen RNA-Minikit (QIAGEN, Hilden, Deutschland) extrahiert."

Das heißt, sie nahmen einfach an, die RNA sei viral.

Übrigens durchlief das am 23. Januar 2020 veröffentlichte Papier von Corman et al. **nicht einmal ein ordentliches Peer-Review-Verfahren**, und die darin beschriebenen Verfahren wurden auch nicht von Kontrollen begleitet - obwohl wissenschaftliche Arbeit erst durch diese beiden Dinge wirklich solide wird.
Es ist aber noch viel schlimmer, der Test der Charité wurde **vor** der ersten Veröffentlichung der Chinesen erstellt. Es standen also noch keine klinischen Daten zu Verfügung, um überhaupt einen Test entwickeln zu können. Drosten gibt es sogar zu!
Bitte lesen Sie dafür meinen Artikel „Der Wissenschaftsbetrug von Prof. Christian Drosten[23]" (siehe S. 122) oder den kompletten Artikel im Wissenschaftsplus Magazin von Dr. Stefan Lanka[24]. Die Artikel finden Sie auch unter den genannten Quellenangaben.

Lesen Sie auch eine Eilmeldung im Newsletter[25] von Dr. Stefan Lanka vom 13. Juni 2020, dort werden Sie unter anderem erfahren, dass **Dr. Stefan Lanka, Herrn Prof. Drosten wegen Verbrechen gegen die Menschlichkeit angezeigt hat!**

Dr. Stefan Lanka hat in einer unfassbar guten Analyse aufgezeigt, dass Covid-19 zu keinem Zeitpunkt nachgewiesen wurde.

Auszug aus dem Wissenschaftsplus Magazin 1/2020[26]:

Nun folgt ein Auszug aus dem Magazin, den Dr. Stefan Lanka (Molekularbiologe und Virologe) im Zusammenhang mit der Fehlannahme zum SARS-CoV-2 geschrieben hat. Es lohnt sich seine komplette Ausgabe zu erwerben!

"Aus den Bestandteilen der gestorbenen Gewebe und Zellen werden einzelne Bestandteile entnommen, als Bestandteile eines Virus fehlgedeutet und gedanklich zu einem Virusmodell zusammengefügt. Ein reales und komplettes Virus taucht in der gesamten „wissenschaftlichen" Literatur nicht auf. Der Konsensfindungsprozess, bei dem die Beteiligten stritten, was zum Virus gehört und was nicht, dauerte beim Masern-Virus noch Jahrzehnte. Beim angeblich neuen China-Coronavirus-2019 (2019-nCoV, mittlerweile umbenannt) dauerte dieser Konsensfindungsprozess nur noch ein paar Maus-Klicks. Mit ein paar Mausklicks wurde in einem Programm, das aus der Molekülabfolge von kurzen Stückchen der Nukleinsäuren der abgestorbenen Gewebe und Zellen, deren Zusammensetzung biochemisch bestimmt wurde, je nach Vorgabe die viel längere, nun angeblich vollständige und vermeintliche Erbsubstanz eines bestimmten alten oder eben eines neuen Virus konstruiert. In Wirklichkeit ergeben nicht einmal diese Manipulationen, genannt „Alignement" (ein Ausrichtungsverfahren), eine „vollständige" Erbsubstanz eines Virus, das als dessen Genom bezeichnet wird. Beim Vorgang der gedanklichen Konstruktion des „viralen Erbgutstrangs" werden nicht passende Sequenzen „geglättet" und fehlende ergänzt. So wird eine „Erbsubstanz-Sequenz" erfunden, die es nicht gibt, die niemals als Ganzes entdeckt und nachgewiesen wurde. Zusammengefasst: Aus kurzen Stückchen wird, gedanklich und ausgerichtet an einem Modell eines viralen Erbgutstrangs, gedanklich ein größeres Stück konstruiert, dass es in Wirklichkeit nicht gibt.

Zum Beispiel fehlen bei der nur „geistigen" Konstruktion des Masern-Virus-Erbstrangs bei den tatsächlich vorliegenden, kurzen Bruchstücken zelleigener Moleküle weit mehr als die Hälfte der Molekülabfolgen, die ein ganzes Virus darstellen sollen. Diese werden zum Teil künstlich biochemisch erzeugt und der Rest einfach frei erfunden."

Wer des Englischen mächtig ist, kann die Tatsache der nur gedanklichen Konstruktion des „Virus-Erbgutstrangs" (Complete genome) in dieser Publikation, an der das RKI maßgeblich beteiligt war, direkt erkennen: *„Complete Genome Sequence of a Wild-Type Measles Virus Isolated during the Spring 2013 Epidemic in Germany"*, zu finden unter Quelle[27]:

Frau Prof. Mankertz, Ko-Autorin dieser Publikation und Leiterin des Nationalen Referenzinstitutes für Masern, Mumps und Röteln am Robert Koch-Institut (RKI), hat auf Nachfragen behauptet, dass für diese Studie die Kontrollexperimente getätigt wurden, die ausschließen, dass typische zelleigene Bestandteile als Virusbestandteile fehlgedeutet werden. Sie verweigerte jedoch die Herausgabe der Dokumentation dieser Kontrollversuche. Im Beschwerdeweg antwortete Frau Prof. Mankertz, dass ihr doch keine Kontrollversuche vorliegen und dass ihre Münchner Kollegen diese Kontrollversuche sicherlich durchgeführt und dokumentiert haben. Dr. Stefan Lanka hat alle Autoren und deren Laborleiter angeschrieben und nach den Kontrollexperimenten gefragt, die seit dem Jahr 1998 unbedingt Pflicht sind. Keiner der Angeschriebenen hat geantwortet. Auch die Rektoren der angeschriebenen Institute haben nicht geantwortet und so ist das Beschwerdeverfahren im Sande verlaufen.

Dr. Stefan Lanka analysierte die ersten beiden maßgeblichen Publikationen der CCDC zu Covid-19:
In der ersten maßgeblichen Publikation der Autoren der CCDC (A Novel Coronavirus from Patients with Pneumonia in China, 2019[28]) zu den

Ergebnissen ihrer Recherche, *"Ein neues Coronavirus von Patienten mit Lungenentzündung in China, 2019"* wird über keine Häufung von Fällen mit atypischer Lungenentzündung *("patient with pneumonia of unknown cause")* berichtet.

Sie berichten darüber, dass die vorgefundenen Patienten zu einem "*Cluster*", zu einer Gruppe mit gemeinsamen Merkmalen zusammengefasst werden können. Das gemeinsame Merkmal war der mehr oder weniger häufige Besuch eines Meeresfrüchte-Marktes (seafood wholesale market) in Wuhan. Wie klein die Gruppe der Patienten mit atypischer Lungenentzündung tatsächlich war, erkennt man daran, dass die CCDC von nur vier Patienten Abstriche und Flüssigkeiten des unteren Atemtraktes nahmen, um darin nach bekannten und unbekannten Erregern zu suchen.

In dieser Studie, die als maßgeblich gilt, heißt es unter **Discussion:**
"*our study does not fulfill Koch's postulates*"
Übersetzt: *"Unsere Studie erfüllt nicht die Koch'schen Postulate"*

Damit ist eindeutig belegt, dass diese Studie zu keinem Zeitpunkt ein Nachweis für ein neuartiges Virus sein kann![29]

Bei den Untersuchungen der fünf Menschen, die in den beiden für die Corona-Krise maßgeblichen Publikationen[30+31] dokumentiert sind, wurde nicht nach einer möglichen Anwesenheit oder Vorgeschichte, Anzeichen, Mechanismen und Wirkungen dieser bekannten Ursachen der atypischen Lungenentzündungen geforscht.

Das machen Virologen meistens sowieso nicht und war den Mitgliedern der CCDC auch aus den gegebenen Umständen der Panik nicht möglich. Das Ausschließen der Erwähnung atypischer Lungenentzündungen beweist einen schweren ärztlichen Kunstfehler und verhindert korrektes

Behandeln der Patienten. Die Betroffenen laufen daher Gefahr, mit einem nebenwirkungsreichen Cocktail aus antibiotischen Substanzen fehlbehandelt zu werden, der vor allem bei Überdosierung in der Lage ist, eigenständig den Tod von Patienten herbeizuführen. So geschehen und im Lancet[32] dokumentiert.

Die Virologen der CCDC sagen in beiden Publikationen aus, dass es über diese Sequenz-Vorschläge noch keine Beweise gibt, dass sie tatsächlich Krankheiten auslösen können. Am 10.01. und 12.01.2020 waren die chinesischen Sequenzvorschläge noch vorläufig und waren noch nicht dem strengen Prozess der wissenschaftlich vorgeschriebenen Überprüfung unterzogen worden[33].

Weitere Autoren waren so ehrlich zuzugeben, dass sie nicht die Koch'schen Postulate eingehalten haben:

In der Publikation vom 24.01.2020 Huang C et al. Clinical features of patients infected with 2019 novel coronavirus in Wuhan, China. Lancet[34], geben die Autoren ganz offen zu: *"we did not perform tests for detecting infectious virus in blood".*

Übersetzt: *"Wir haben keine Tests zum Nachweis eines infektiösen Virus im Blut durchgeführt"* **(Damit sind auch hier keineswegs die Koch'schen Postulate erfüllt).**

Für eine umfangreiche Analyse zu den Publikationen und weiteren Studien zu Coivid-19 empfehle ich dringend die gigantische Zusammenfassung von David Crowe – Flaws in Coronavirus Pandemic Theory[35].

Diese Arbeit wird stetig durch die neuesten Erkenntnisse geupdated. Sie bietet eine der umfassendsten Analysen, die es bisher gibt.

Matthew B. Frieman, Phd[36] außerordentlicher Professor für Mikrobiologie und Immunologie, sowie Virologe an der School of Medicine der University of Maryland, war skeptisch! er sagte:

„I am stunned by the timeline and speed of this isolation and characterization, if it`s all true.[37]"

Übersetzt: *"Ich bin verblüfft über den zeitlichen Ablauf und das Tempo dieser Isolation und Charakterisierung, wenn das alles wahr ist"*

Dr. Andrew Kaufman[38] **analysierte ebenfalls die Studien zu SARS.**

Andrew Kaufman MD Referenzen:

• Bachelors of Science in Biology MIT
• Doktor der Medizin, Medizinische Universität von South Carolina
• Psychiatrie-Residenz, Duke University
• Ehemaliger medizinischer Dozent für Hämatologie und Onkologie, Medizinische Universität South Carolina
• Ehemaliger Assistenzprofessor für Psychiatrie, SUNY Upstate Medical University
• Lizenziert und vom Vorstand zertifiziert in Psychiatrie und forensischer Psychiatrie

Kaufman beschäftigte sich nicht nur mit den Publikationen des neuen Coronavirus SARS-CoV-2, sondern auch mit seinem Vorgänger aus 2003 (SARS-CoV-1).

Er erkannte, dass nicht nur SARS-CoV-2 nicht wissenschaftlich nachgewiesen ist, sondern bemerkte, dass die gleichen Fehler ebenfalls beim behaupteten Virus SARS-CoV-1 gemacht worden sind. Um es vorwegzunehmen:

Für alle Publikationen gilt:

- **Die Koch´schen Postulate wurden nicht eingehalten!**
- **Die Postulate nach River wurden nicht eingehalten (modifizierte Postulate).**

Ergo: Es gibt keinen einzigen wissenschaftlichen Nachweis für ein pathogenes Virus.

Wer sich lieber ein Video anschauen möchte, um alle Details zu bekommen (ich werde nur einige Informationen schriftlich auflisten) sollte dies in einem der beiden folgenden Videos tun.
Das Video von Andrew Kaufmann finden Sie unter der Quellenangabe [39] in Deutsch und unter der Quellenangabe [40] in Englisch. (Backups sind erhältlich).

SARS 2003

In der Veröffentlichung im Nature – Koch´s postulates fulfilled for SARS virus[41] suggeriert die Überschrift, wie so oft, dass die Koch'schen Postulate erfüllt wurden.

Dort werden 5 maßgebliche Studien angegeben.
Allerdings heißt es unter **MAIN** *"According to Koch's postulates, as modified by Rivers for viral diseases, six criteria are required to establish a virus as the cause of a disease"*

Übersetzt: *"Nach den Koch'schen Postulaten, die von Rivers für Viruserkrankungen modifiziert wurden, sind sechs Kriterien erforderlich, um ein Virus als Ursache einer Krankheit zu etablieren."*

Hier wird also klar, es handelt sich nicht um die Koch'schen Postulate, sondern um modifizierte Postulate.

In dem Video von Dr. Andrew Kaufmann werden die Koch'schen Postulate denen von RIVER gegenübergestellt, damit können Sie die Unterschiede nachvollziehen.
Rivers Postulates bestehen nicht aus 4 (Koch'schen Postulaten), sondern aus 6.

1. <u>**Rivers, T.M.J. Bacteriol (33, 1-12, 1937)**</u>

• Genetisches Material (DNA, RNA) wird in keinem Kriterium erwähnt

Englisch
•...now it is possible to bring excellent evidence that an organism is the cause of a malady without the complete satisfaction of the [Kochs] postulates. (Seite 3)

•...particularly those [diseases] caused by viruses, the blind adherence to Koch's postulates may act as a hindrance instead of an aid. (Seite 4)

•...**It is obvious that Koch's postulates have not been satisfied in viral diseases. (Seite 6)**

•...In the first place, it is not obligatory to demonstrate the presence of a virus in every case of the disease produced by it. (Seite 6)

•...Viruses, regardless of whether they are parasites or the fabrications of autocatalytic processes, are intimately associated with host cells (Seite 6)

•..."by means of inoculation of material...obtained from patients with the natural disease" (Seite 11)

•...If the inoculated animals become sick or die in a characteristic manner, and, if the disease in them can be transmitted from animal to animal by means of inoculations with blood or emulsions of **involved tissues** free from ordinary microbes or rickettsiae, one is **fairly confident** that the malady in the experimental animals is induced by a virus (Seite 7).

Deutsch

•...Nun ist es möglich hervorragende Beweise dafür zu erbringen, dass ein Organismus die Ursache einer Krankheit ist, ohne die Postulate [Kochs] vollständig zu erfüllen. (Seite 3)

•...Insbesondere bei den durch Viren verursachten [Krankheiten] kann das blinde Festhalten an Kochs Postulaten eher hinderlich als hilfreich sein. (Seite 4)

•...**Es ist offensichtlich, dass die Postulate Kochs bei den Viruserkrankungen nicht erfüllt wurden. (Seite 6)**

•...Erstens ist es nicht obligatorisch, das Vorhandensein eines Virus in jedem Fall, der von ihm verursachten Krankheit nachzuweisen. (Seite 6)

•...Viren, ob es sich jetzt um Parasiten oder autokatalytische Prozesse handelt, sind eng mit den Wirtszellen verbunden. (Seite 6)

•... Durch Impfung von Material, das von Patienten mit der natürlichen Krankheit gewonnen wurde. (Seite 11) **(Also nicht etwa, dass in einem Labor oder aus einem Labor hergestellt wurde, sondern von einem anderen Patienten mit der natürlichen Krankheit. Dies zu verstehen ist sehr wichtig)**

•...Wenn die geimpften Tiere krank werden oder in einer charakteristischen Art und Weise, und, wenn die Krankheit in ihnen von Tier zu Tier durch Impfungen mit Blut oder Emulsionen von **beteiligten Geweben**, die frei von gewöhnlichen Mikroben sind oder Rickettsien, ist man **ziemlich sicher**, dass die Erkrankung bei den Versuchstieren durch ein Virus ausgelöst wird. (Seite 7)

Er sagt also zusammengefasst, wenn man seine Kriterien anwendet und alle einhält, ist es nicht gewiss, aber man kann ziemlich zuversichtlich sein, dass ein Virus diese Krankheit verursacht hat. Mit anderen Worten, selbst wenn alle 6 Kriterien angewendet wurden, führt dies nur dazu, dass sie ziemlich zuversichtlich sind, **nicht schlüssig, nicht sicher, nicht 100%ig,** nur ziemlich zuversichtlich.

In dem Nature Artikel wird behauptet, dass die ersten 3 Kriterien (River), für die nachfolgenden Publikationen erfüllt wurden.

The first three criteria — isolation of virus from diseased hosts, cultivation in host cells, and proof of filterability — have been met for SCV by several groups[42+43+44+45]

Übersetzt:

Die ersten drei Kriterien - Isolierung des Virus von erkrankten Wirten, Kultivierung in Wirtszellen und Nachweis der Filtrierbarkeit - wurden für SCV von mehreren Gruppen erfüllt[42+43+44+45]

Nun werde ich kurz zusammenfassen, was Dr. Kaufman analysiert hat, bitte denken Sie daran, dass dies nur kurze Informationen sind und Sie das Video (siehe oben) wirklich sehen sollten.
Vorab möchte ich sagen, dass keine der folgenden Studien (auch nicht die von Prof. Drosten) auch nur eines der Postulate Rivers einhält.

2. Poutanen, S. M. et al. N. Engl. J. Med. (in the press)

• Keine positive Isolation eines Virus (es wurde tatsächlich versucht zu isolieren, allerdings war diese negativ).

• Sie haben nicht in Wirtszellen kultiviert (sie nahmen Verozellen von Affen). Diese erzeugen in Verbindung mit Antibiotika Exosome (= Körpereigene RNA!).

•Bewies keine Filtrierbarkeit. Sie verwendeten stattdessen verschiedene Screening-Tests auf das Vorhandensein von Bakterien und anderen Viren.

3. Drosten, C. et al. N. Engl. J. Med. (in the press)

• Keine Isolation eines Virus. Interessanterweise fanden sie Partikel, die wie ein anderes Virus aussahen (Paramyxovirus), in einer Probe, aber nicht in anderen Proben.

• Sie haben nicht in Wirtszellen kultiviert (sie nahmen Verozellen von Affen).

• Keine Filtrierbarkeit nachgewiesen.

Also auch die Arbeit von Prof. Christian Drosten hält nicht mal die modifizierten leichteren Postulate von River ein.

4. Ksiazek, T. G. et al. N. Engl. J. Med. (in the press)

• Keine Isolation eines Virus (wieder nur, wie bei Drostens Arbeit, nur gewonnenes genetisches Material).

• Sie haben nicht in Wirtszellen kultiviert (sie nahmen unterschiedliche Zellen von Vero E6, NCIH292, MDCK, LLC-MK2 und B95-8 cells).

• Bewies keine Filtrierbarkeit. Sie verwendeten stattdessen verschiedene Screening-Tests auf das Vorhandensein von Bakterien und anderen Viren.

5. Peiris, J. S. M. et al. Lancet 361, 1319–1325 (2003)

• Keine Isolation eines Virus (wieder wurde wie bei Drostens Arbeit, nur gewonnenes genetisches Material verwendet).

• Sie haben nicht in Wirtszellen kultiviert (sie nahmen fetale Resusaffenzellen).

• Bewies keine Filtrierbarkeit, Sie verwendeten stattdessen verschiedene Screening-Tests auf das Vorhandensein von Bakterien und anderen Viren

Zusammengefasst (SARS 2003):
In keiner dieser Studien wurden auch nur die ersten 3 Kriterien eingehalten und können somit nicht als Nachweis eines pathogenen Virus behauptet werden.

SARS-CoV-2 (2019)
Nehmen wir also die River's Kriterien für Covid-19 und überprüfen, ob diese in den Veröffentlichungen eingehalten wurden.

Vorab: keine der folgenden Studien:
- erfüllte die ersten 3 Kriterien
- versuchte das 4. und 5. Kriterium einzuhalten.

Dadurch, dass nicht mal versucht wurde, das 4. und 5. Kriterium einzuhalten, kann man allein daraus den Schluss ziehen, dass man nicht sagen kann, dass es sich hierbei um einen neuen Erreger handeln könnte.

Vorab: keine der folgenden Studien
- erfüllte die ersten 3 Kriterien
- versuchte überhaupt das 4. und 5. Kriterium anzugehen.

Dadurch, dass nicht mal versucht wurde, das 4. und 5. Kriterium einzuhalten, kann man allein daraus den Schluss ziehen, dass man nicht sagen kann, dass irgendetwas eine Ursache sein könnte.

1. Peng Zhou - Discovery of a novel coronavirus associated with the recent pneumonia outbreak in humans and its potential bat origin[46]

• Keine Isolation eines Virus (nur gewonnenes genetisches Material).

• Sie haben nicht in Wirtszellen kultiviert (sie nahmen Verozellen und Huh-Zellen, sie taten dies nur bei 1/7 Patienten).

• Bewies keine Filtrierbarkeit.

Sie gaben in Ihrer Studie zu, dass diese Studie keine Aussage für einen Beweis liefern kann, sondern, dass viele weitere klinische Studien nötig sind, um eine Aussage treffen zu können.
Sie gingen durch einen PCR-Sequenztest davon aus, dass das gefundene dem Coronavirus 2003 ähnelt, da der Test eine Übereinstimmung von 80% ergeben hat. Die DNA eines Menschen ist zu 96% identisch mit der eines Schimpansen ....

2. **Na Zhu - A Novel Coronavirus From Patients With Pneumonia in China, 2019**[47] **(2020 Feb 20;382(8):727-733)**

• Keine Isolation eines Virus (nur gewonnenes genetisches Material).

• Sie haben nicht in Wirtszellen kultiviert (sie nahmen Lungenkrebszellen).

• Bewies keine Filtrierbarkeit (sie verwendeten Zentrifugation).

Sie geben in ihrer Publikation unter „Discussion" zu: „our study does not fulfill Koch`s postulates.

Übersetzt: *"unsere Studie erfüllt nicht die Postulate von Koch"*

3. **Jeong-Min Kim - Identification of Coronavirus Isolated from a Patient in Korea with COVID-19**[48] **() 2020 Feb; 11(1): 3–7**

• Keine Isolation eines Virus (nur gewonnenes genetisches Material).

• Sie haben nicht in Wirtszellen kultiviert (sie nahmen Verozellen und verwendeten ebenfalls Antibiotika).

• Bewies keine Filtrierbarkeit

4. **McMaster University Canada** [49]

Zu dieser Studie sind nur sehr wenige Informationen vorhanden. Da nur ein Bruchteil veröffentlicht wurde.

• Keine Isolation eines Virus (nur gewonnenes genetisches Material).

• Sie haben nicht in Wirtszellen kultiviert (sie nahmen eine andere Art von Säugetierzellen).

Zusammengefasst:

Dr. Andrew Kaufmann kommt zu demselben Ergebnis wie auch alle anderen, dass es keinen wissenschaftlichen Nachweis für ein pathogenes Virus gibt. (SARS-CoV-1 und 2)

Trotz der Behauptung im NATURE[50] die Koch'schen Postulate zu erfüllen, wurden in keiner der Publikationen zum SARS-CoV-1/2, weder die Koch'schen Postulate, noch die River Postulate erfüllt (0/6 Kriterien).

Lediglich eines der Kriterien für 2019 wurde erfüllt. Das 6. Kriterium, das Unwichtigste aller Kriterien.
Gerüchte und Lügen haben eine Pandemie erzeugt, obwohl keine Beweise vorlagen!
Bitte schauen Sie sich das Video von Dr. Andrew Kaufman an!

Wenn Sie einen weiteren interessanten Artikel hierzu lesen möchten, schauen Sie sich bitte „Das Rotterdamer Affen Experiment (SARS)" an. Diesen Bericht finden Sie in der Express Zeitung (Ausgabe 32, Mai 2020; Seite 66-69) und in diesem Buch auf S. 204.

Appell
Die Beweislast ist so niederschmetternd, dass damit die Plandemie von einem Tag auf den anderen zu Ende sein müsste, bitte unterstützen Sie alle, die uns aus dieser Misere bringen können. Auch ein einfaches Zusprechen und Mut machen hilft.

Quellenangabe

Führende Corona Forscher geben zu, dass sie keinen wissenschaftlichen Beweis für die Existenz eines Virus haben

1 https://t.me/Corona_Fakten

2 https://www.youtube.com/watch?v=zv9J0fKlhA0

3 https://t.me/s/Express Zeitung/4996

4 https://www.torstenengelbrecht.com/

5 https://www.torstenengelbrecht.com/biographie/

6 https://www.rubikon.news/autoren/konstantin-demeter

7 https://www.nature.com/articles/s41591-020-0796-5

8 https://www.ncbi.nlm.nih.gov/pmc/articles/PMC7045880/

9 https://pubmed.ncbi.nlm.nih.gov/32080990/

10 https://www.nejm.org/doi/full/10.1056/nejmoa2001017

11 https://off-guardian.org/2020/06/27/covid19-pcr-tests-are-scientifically-meaningless/

12 https://www.torstenengelbrecht.com/biographie/

13 https://www.rubikon.news/autoren/konstantin-demeter

14 Martin Enserink. Virology. Old guard urges virologists to go back to basics, Science, July 6, 2001, p. 24

15 https://science.sciencemag.org/content/293/5527/news-summaries

16 E-mail from Charles Calisher from May 10, 2020
Diese können bei Torsten Engelbrecht und Konstantin Demeter angefordert werden.

17 https://off-guardian.org/2020/06/09/scientists-have-utterly-failed-to-prove-that-the-coronavirus-fulfills-koch's-postulates/

18 https://off-guardian.org/2020/06/27/covid19-pcr-tests-are-scientifically-meaningless/#3

19 The pathogenicity of SARS-CoV-2 in hACE2 transgenic mice; published: 07 May 2020

20 https://off-guardian.org/2020/06/27/covid19-pcr-tests-are-scientifically-meaningless/

21 HE SIGNIFICANCE OF RESPONSES OF THE GENOME TO CHALLENGE Nobel lecture, 8 December, 1983 by BARBARA McCLINTOCK Carnegie Institution of Washington Cold Spring Harbor Laboratory Cold Spring Harbor, New York, U.S.A

22 https://telegra.ph/Der-PCR-Test-ist-nicht-validiert-06-25

23 https://telegra.ph/Der-Wissenschaftsbetrug-durch-Prof-Christian-Drosten-07-10

24 https://wissenschafftplus.de/uploads/article/wissenschafftplus-fehldeutung-virus-teil-2.pdf

25 http://wissenschafftplus.de/cms/de/newsletter-archiv

26 https://wplus-verlag.ch/de_DE

27 https://edoc.rki.de/handle/176904/1876

28 https://www.nejm.org/doi/full/10.1056/nejmoa2001017

29 WSP 2/2020; Dr. Stefan Lanka – Wissenschafftplus-fehldeutung-virus-teil-2

30 https://www.nejm.org/doi/full/10.1056/nejmoa2001017

31 https://www.nature.com/articles/s41586-020-2008-3

32 Pathological findings of COVID-19 associated with acute respiratory distress syndrome Zhe Xu*, Lei Shi*, Yijin Wang*, Jiyuan Zhang, Lei Huang, Chao Zhang, Shuhong Liu, Peng Zhao, Hongxia Liu, Li Zhu, Yanhong Tai, Changqing Bai, Tingting Gao, Jinwen Song, Peng Xia, Jinghui Dong, Jingmin Zhao, Fu-Sheng Wang; Lancet Respir Med 2020; 8: 420–22 Published Online February 17, 2020 https://doi.org/10.1016/ S2213-2600(20)30076-X

33 WSP 2/2020; Dr. Stefan Lanka – Wissenschafftplus-fehldeutung-virus-teil-2

34 https://www.thelancet.com/journals/lancet/article/PIIS0140-6736(20)30183-5/fulltext

35 Flaws in Coronavirus Pandemic Theory1 David Crowe David.Crowe@theinfectiousmyth.com Version 8.5. June 6, 2020 https://theinfectiousmyth.com/book/CoronavirusPanic.pdf

36 https://www.medschool.umaryland.edu/profiles/Frieman-Matthew/

37 https://www.the-scientist.com/news-opinion/new-coronavirus-identified-in-central-china-pneumonia-out-break-66945

38 https://www.andrewkaufmanmd.com

39 https://www.youtube.com/watch?v=gfXnjmfUh5M

40 https://t.me/Corona_Fakten_Video_Backup/97

41 https://www.nature.com/articles/423240a

42 https://www.nature.com/articles/423240a#ref-CR2

43 https://www.nature.com/articles/423240a#ref-CR3

44 https://www.nature.com/articles/423240a#ref-CR4

45 https://www.nature.com/articles/423240a#ref-CR5

46 https://www.biorxiv.org/content/10.1101/2020.01.22.914952v1

47 https://pubmed.ncbi.nlm.nih.gov/31978945/

48 https://www.ncbi.nlm.nih.gov/pmc/articles/PMC7045880/

49 https://brighterworld.mcmaster.ca/articles/i-study-viruses-how-our-team-isolated-the-new-coronavirus-to-fight-the-global-pandemic/

50 https://www.nature.com/articles/423240a

Gerichtsdokumente bestätigen: Kein wissenschaftlicher Nachweis für die Existenz des Masernvirus

Corona_Fakten July 06, 2020

In diesem Kapitel erfahren Sie, dass bereits 2016/2017 durch Protokolle des Gerichts bewiesen ist, dass es keinen wissenschaftlichen Nachweis für das Masernvirus gibt. Damit haben wir bereits das zweite behauptete krankmachende Virus widerlegt! Die Frage, die man sich nun stellen sollte und vor allem muss: "Gibt es überhaupt krankmachende Viren, oder ist dies eine völlige Fehlentwicklung in der Medizin[1]? Haben die Symptome gänzlich andere Ursachen als bisher angenommen? Die Fakten würden ein eindeutiges "*JA*" wiedergeben, aber das ist eine andere Baustelle.

In diesem Artikel geht es aber rein um die bahnbrechenden Fakten, die der Prozess zu Tage gefördert hat. Ich möchte in diesem Artikel zwei Dinge aufzeigen. Einerseits möchte ich anhand der Mainstream Berichterstattung zeigen, dass diese die Bevölkerung absichtlich belog und damit ein Verbrechen *(Masernimpfung)* weiterhin unterstützt. Zum anderen werde ich die bahnbrechenden Fakten, die innerhalb des Prozesses ans Tageslicht gekommen sind, aufzeigen.

Ich verweise auf den Artikel von Stefan Lanka „Go Virus Go“[2] und möchte auf Sachverhalte im Kontext des Prozesses eingehen, die in den Medien vollkommen falsch und bestenfalls verzerrt dargestellt worden sind.

Die Behauptung, Dr. Stefan Lanka habe den Prozess bis zum **Bundesgerichtshof (BGH)** nur gewonnen, da Dr. Bardens einen Formfehler machte, ist schlicht und ergreifend eine Lüge!

Dr. Stefan Lanka gewann in jeder Hinsicht den Prozess, weil die Fakten, dass es kein Masernvirus gibt, so gravierend waren, dass das Gericht die

Notbremse zog, um nicht in einem Desaster zu landen. Ich werde Ihnen nun die wichtigsten Informationen darlegen, die das ganze Bild offenbaren.

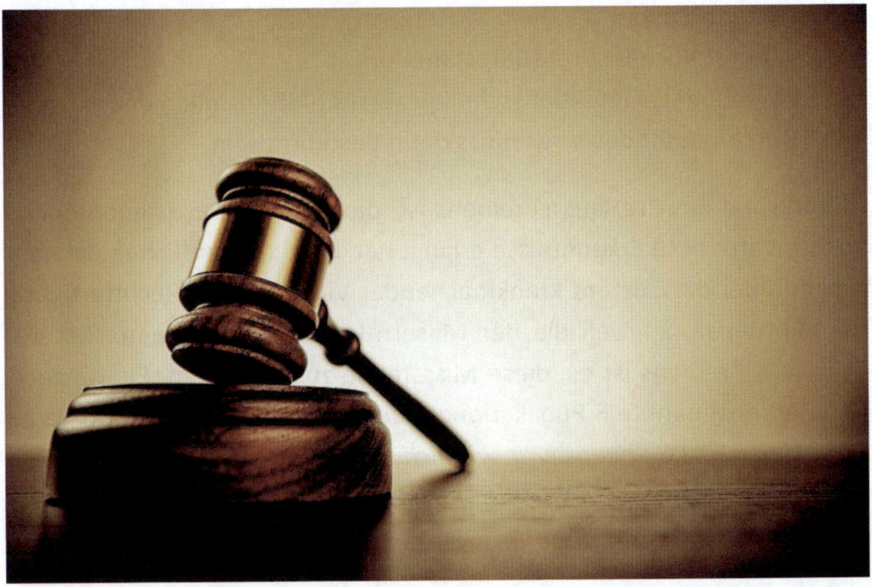

Abb. 8

Worum ging es überhaupt in dem Masernprozess?

Zuerst einmal ist wichtig zu verstehen, dass in diesem Gerichtsprozess zwei Komponenten zu beachten sind. Auf der einen Seite die zivilrechtliche und auf der anderen Seite die wissenschaftliche und die in diesem Zusammenhang dargelegten Erkenntnisse. In der Medienberichterstattung war festzustellen, dass die zivilrechtliche Komponente in den Vordergrund und die wissenschaftlichen Erkenntnisse aus der Medizin komplett unterdrückt wurden. In diesem Artikel werde ich diese versäumte Lücke füllen.

Am 12.3.2015 fand am Landgericht Ravensburg ab 9.00 Uhr die Fortsetzung im Masern-Virus-Prozess statt. Dr. Lanka hat im November 2011 ein

Preisausschreiben[3] veröffentlicht und 100.000 Euro demjenigen angeboten, der eine wissenschaftliche Publikation vorlegt, in der die Existenz des Masern-Virus bewiesen ist.

Die Publikation muss:
- vom Robert Koch Institut (RKI) stammen,
- die Vorgaben des Infektionsschutzgesetzes (IfSG) erfüllen und
- der Durchmesser des Virus muss darin bestimmt sein.

Hintergrund des Preisausschreibens ist, dass das bundeseigene Robert-Koch-Institut (RKI) Erkenntnisse erlangt hat, die die öffentlichen Behauptungen über die Existenz krankmachender Viren und die Rechtfertigung für Impfungen, speziell die der Masern-Impfung widerlegen. Ziel des Preisausschreibens ist es, diese Missstände zu bereinigen. Ein Jungarzt [Dr. Bardens] nannte 6 Publikationen, *die er, wie er zugab nicht gelesen hatte und dem LG Ravensburg, wie sich später erst offenbarte (Ziffer 30)*[4] *nie vorgelegen haben.*

Mit den Publikationen,
- **die nicht den Kriterien des IfSG genügen**
- **die nicht vom RKI stammen**

zog Bardens vor Gericht und löste eine bundesweite Pressekampagne aus, um unter Umgehung der Vorgaben das Preisgeld einzufordern.
Der vom Gericht bestellte Gutachter hatte 3 Monate Zeit die 6 Publikationen dahingehend zu überprüfen, ob diese die Bedingungen der Wette erfüllen. Das Gutachten kommt zu dem Schluss, dass in einer Gesamtschau aller 6 Publikationen, zu denen eine Übersichtsarbeit von mehreren tausend Arbeiten gehörte, der Beweis für die Existenz des Masern Virus zu entnehmen sei. *(Das dies eine falsche Behauptung ist, sehen wir im weiteren Verlauf).*

Dank der hervorragenden Sachkenntnis und den gezielten Fragen einer beisitzenden Richterin traten erhebliche Schwächen des Gutachtens zu Tage, die insbesondere im Protokoll der Befragung auf den Seiten 5-8 dokumentiert[5] sind.

So musste der Gutachter einräumen, dass ihm keine Publikation bekannt ist, die alle geforderten Koch'schen Postulate erfüllt. Mittels Überdehnung von Recht und Gesetz und Ignorierens aller schriftlich vorgebrachten Tatsachen, fällte Richter Schneider am 12.3.2015, im ersten Teil der mündlichen Verhandlung, noch vor Verabschiedung des Gutachters und vor den gesetzlich vorgeschriebenen weiteren Schritten eines Zivilverfahrens, ein sog. Stuhlurteil. Stuhlurteile sind Urteile ohne die ansonsten vorgegebene notwendige Bedenkzeit des Gerichts und der Parteien. Stuhlurteile dürfen im Zivilrecht nur bei sehr einfachen und eindeutigen Sachverhalten gefällt werden. Wer den ganzen Irrsinn lesen möchte, welches das Gericht abgezogen hat, dem empfehle ich das Dokument von Dr. Stefan Lanka „Go Virus Go"[6] zu lesen. Diesen Artikel finden Sie auf der Internetseite WissenSchafftPlus (Ausgabe 2/2017)

Mainstream Medien berichten durchgehend, Lanka gewann dank eines Formfehlers

Wie wir dem Spiegel[7], der Ärztezeitung[8], dem Ärzteblatt[9] entnehmen können:

Diese Medien gaben nun dem Impfgegner **aus formalen Gründen Recht. Der Auslober habe sich eine einzige Arbeit mit dem Beweis gewünscht, der Kläger habe hingegen mehrere Publikationen geliefert, die nur in der Summe den Nachweis erbrächten.** Daher: „Der Berufung wird im Wesentlichen stattgegeben.[10]"

In diesem Satz sind bereits zwei unhaltbare Behauptungen:
Rein rechtlich ist die Aussage nicht haltbar, Lanka hätte dank eines Formfehlers gewonnen.

Die weit verbreitete Aussage Dr. Lanka hätte wegen eines Formfehlers gewonnen ist gar nicht möglich.

Ein Formfehler, also das formelle Recht betreffend, kann, wenn überhaupt nur die Klage des Jungarztes Bardens betreffen und hätte bereits in der ersten Instanz vor dem LG Ravensburg zu einer Klageabweisung und damit zu einem Erfolg für Dr. Stefan Lanka führen müssen. Vor dem LG Ravensburg war Dr. Lanka im ersten Rechtszug unterlegen und konnte erst vor dem OLG Stuttgart seine Position in Form von Stellungnahmen verteidigen. Dies wurde ihm noch vor dem LG Ravensburg durch das sogenannte Stuhlurteil verwehrt.

Der zweite Punkt *"Die Publikationen würden in Ihrer Gesamtschau das Masernvirus beweisen"* wird in Folge dieses Abschnittes entkräftet.

Das Landgericht Ravensburg und dessen seltsames Verhalten

Das Landgericht Ravensburg, 1. Instanz, hatte ein Fehlurteil gefällt. Der gerichtlich bestellte Gutachter, Prof. Podbielski, behauptet in seiner „ergänzenden Stellungnahme" vom **3.3.2015**, auf **Seite 3**, unter **Punkt 6** zu den sechs Publikationen des Masern-Virus-Prozesses: *„Die notwendigen Daten und Kontrollexperimente zum Ausschluss zelleigener Artefakte anstelle des Masernvirus sind in den Fachartikeln enthalten*[11]*".*

Das Gericht hat diese Aussage unter Ziffer 116[12] in die schriftliche Urteilsbegründung übernommen.
Diese Aussage ist eine nachgewiesene Falschaussage mit weitreichenden Folgen.

Der gerichtlich bestellte Gutachter Prof. Podbielski widerlegt sich im Kreuzfeuer der Fragen selbst!

Am 12.3.2015[13] (nur 9 Tage später) gab er im Kreuzfeuer der Fragen der Beisitzerin und Berichterstatterin der mündlichen Verhandlung vor dem Landgericht Ravensburg zu: *„Ich kann jetzt nicht sagen, ob es einen Artikel gibt, der umfassend die gleichen Dinge darstellt wie die erwähnten Originalartikel (S**eite 7**), **ohne deren methodische Schwächen aufzuweisen, also beispielsweise mit den in der Tat zu vermissenden Negativkontrollen.**"*

Weiter sagte Prof. Podbielski auf *Seite 8*[14] des Protokolls folgende vernichtende Aussagen für die Existenz-Behauptung des Masernvirus:

Auf Nachfassen von Assessor Schreiner, ob jenseits von Herausgebervorgaben dann vielleicht Bücher oder Dissertationen entsprechender Art existieren:

„Dissertationen sind schwer einzusehen. Eine Originalmonografie, welche erstmals eigene Untersuchungen darstellt, in der gefragten Art wäre mir nicht bekannt."

Auf Frage von Assessor Schreiner, ob die vorher festgehaltene Äußerung des Sachverständigen über Publikationen, die im Übersichtsartikel aus 1995 erwähnt seien, nicht bedeute, dass es eben sehr wohl Publikationen gebe, die alle vier Henle-Koch´schen Postulate erfüllen:

„Hierzu muss ich klarstellen, dass meine vorherige Aussage in diesem Sinn nicht gemeint war. Ich kann nur sagen, dass einzelne Aspekte auch der späteren im Übersichtsartikel dargestellten Arbeiten gewertet werden können als Erfüllung bestimmter Henle-Koch`scher Postulate. Eine einzelne Arbeit, welche für sich genommen **alle vier Postulate erfüllen würde, ist mir wirklich nicht bekannt.**"

Wir sehen also, der gerichtlich bestellte Gutachter Prof. Prof. Podbielski kann auf Nachfrage keine Arbeiten nennen, die die Regeln der Wissenschaft einhalten.

Das Gericht hat diese Aussage unter Ziffer 113[15] *in der schriftlichen Urteilsbegründung* ***nicht korrigiert****, obwohl die Aussage des gerichtlichen Gutachters eindeutig ist!*

Was bedeutet das?
Damit hat er seine schriftliche Aussage vom 3.3.2015 selbst widerlegt. Damit hat er alle seine Aussagen, dass die sechs vorgelegten Publikationen wissenschaftlich und im Masern-Virus-Prozess verwertbar sind und dass bewiesen sei, dass es ein Masern-Virus gibt etc. widerlegt.

Das OLG Stuttgart unterdrückt in seinem Urteil[16] vom 16.2.2016 die am 12.3.2015 gerichtlich protokollierte Tatsache der Widerlegung des Gutachters durch sich selbst.

Durch diese Widerlegung durch sich selbst ist die *Ziffer 116* hinfällig und falsch! Finden Sie es nicht auch seltsam, dass beide Gerichte diese Tatsache einfach unter den Teppich kehren? So eine gravierende Sache? Hier müssten die meisten bereits stutzig geworden sein. Hiermit ist bewiesen, dass das Oberlandesgericht Stuttgart das in der Berufung vorgetragene Fehlen jeglicher Kontrollversuche, die in der Berufung vorgetragenen Falschaussagen des gerichtlichen Gutachters und auch die am **12.3.2015** protokollierte Widerlegung des gerichtlichen Gutachters, Prof. Podbielski, durch sich selbst, unterdrückt, **um den Gutachter zu schützen.** Es ist schwer, dies anders deuten zu können.

In Deutschland sind seit 1998 alle Wissenschaftler und Institutionen, die staatliche Forschungsgelder erhalten, bei ihrer Arbeit und bei der Erstellung von Gutachten verpflichtet, dieses geniale, logische und einfache Regelwerk einzuhalten.

Warum sind die fehlenden Kontrollexperimente so wichtig?

Zentral für jede neue eingeführte Methode, die wissenschaftliche Erkenntnisse erbringen soll, gelten folgende Deutsche Forschungsgemeinschaft (DFG)-Leitlinien:

1. "Kontrollversuche mit ebenso vollständiger Offenlegung des Versuchsaufbaus sind zentraler Bestandteil der wissenschaftlichen Methodik, um angewandte Methoden zu verifizieren und Störfaktoren auszuschließen."
2. Publikationen ohne dokumentierte Durchführung von Kontrollversuchen dürfen nicht als wissenschaftlich ausgegeben werden[17].

Diese wurden also NICHT! eingehalten

Das bedeutet, dass Publikationen, die keine Kontrollexperimente beinhalten und sich auch nicht auf Experimente beziehen, die durch Kontrollexperimente abgesichert wurden, nicht als wissenschaftlich bezeichnet werden dürfen. Es wäre vergleichbar mit dem Entfernen der Placebogruppe einer Studie. Es ist absolut unwissenschaftlich![18]

Dass zur Beweisführung der behaupteten Existenz des Masern-Virus „die Aussagen aus Kombinationen der 6 Artikel für die Beweisführung nötig" sind, lehnt das OLG Stuttgart ab!

Dass zur Beweisführung der behaupteten Existenz des Masern-Virus „die Aussagen aus Kombinationen der 6 Artikel für die Beweisführung nötig“ sind, lehnt das OLG Stuttgart aus juristischen, logischen und wissenschaftlichen Gründen entschieden und einstimmig, 3:0, ab. Das Konstrukt von Prof. Podbielski, aus sechs Nichtbeweisen einen wissenschaftlichen Beweis zu machen, dem das Landgericht Ravensburg folgte, lehnt das Berufungsgericht mit ausführlichen Begründungen in den **Absätzen 82, 85 und 86**[19] des schriftlichen Urteils ab (Siehe OLG Stuttgart Urteil vom 16.2.2016, 12 U 63/15).

Damit ist Folgendes schriftlich gerichtlich dokumentiert: Der Gutachter Prof. Podbielski sagte wie oben von mir geschildert aus: *"Das alle 6 vorgelegten Publikationen nicht wissenschaftlich gearbeitet haben"*. **Aussage: *"beispielsweise mit den in der Tat zu vermissenden Negativkontrollen". Die Arbeiten weisen also methodische Schwächen auf und Negativkontrollen fehlen, die für wissenschaftliches Arbeiten absolut notwendig sind.*** Damit haben Sie **6 *0 = 0** und nicht, wie oft fälschlich von "Qualitäts-Medien" behauptet wurde eine 1!

Besonders hervorzuheben ist die Ziffer 82[20] des Gerichts, dort heißt es:

*"Für ein solches Verständnis spricht nicht nur der Wortlaut **(EINE!)**, sondern auch der Umstand, dass ein einziges Werk nicht nur seiner äußeren Form nach in sich abgeschlossen ist und dadurch den in sich gegliederten Stoff klar umgrenzt, sondern auch, dass kein Streit darüber entstehen kann, durch welche Textpassage welches von ggf. einer Vielzahl von Werken welcher Beweis geführt werden kann. Bei einer Vielzahl von Werken, durch die in ihrer Gesamtschau ein Beweis geführt werden soll, kann es deutlich schwieriger sein, ein jedes der Werke methodisch und inhaltlich auf eine vergleichbare und aussagekräftige Ebene zu führen. Dazuhin schränkt es den Aufwand der Prüfung erheblich ein, wenn dem Wortlaut entsprechend der Beweis in einem Werk geführt werden muss. Es liegt auf*

der Hand, dass vom Beklagten, erkennbar auch für Dritte, nicht gewünscht sein kann, dass etwa 50, 100 oder 500 verschiedene Werke vorgelegt werden, aus denen dann einzelne Textpassagen oder Abschnitte wie ein Puzzle zusammengesetzt werden, um sodann über die Aussage im Gesamtkontext zu streiten."

Dieser Satz ist unheimlich wichtig, stellen Sie sich selbst folgende Frage: Wenn keine einzige der Publikationen Negativkontrollen durchgeführt hat, ich zitiere den gerichtlichen bestellten Gutachter Prof. Podbielski *„Ich kann jetzt nicht sagen, ob es einen Artikel gibt, der umfassend die gleichen Dinge darstellt wie die erwähnten Originalartikel,* ***ohne deren methodische Schwächen aufzuweisen, also beispielsweise mit den in der Tat zu vermissenden Negativkontrollen.****" die ein Kriterium für wissenschaftliches Arbeiten sind, wie auch die DFG 1998 bestätigt hat,* wie kann man behaupten, dass der Nachweis erbracht wäre, wie es leider einige Mainstream-Medien[21] haben verlauten lassen! Ich gebe Ihnen die Antwort, man kann es nicht behaupten. Das lässt nur einen Schluss zu, die "Qualitäts-Medien" arbeiten unsauber oder wollten die Tatsachen absichtlich verschleiern.

Weitere prekäre Aussagen des gerichtlichen bestellten Gutachters Prof. Podbielski

Der Gutachter Prof. Podbielski hat aber noch einen draufgehauen! In **Ziffer 117** seines Urteils vom 16.2.2016[22] benennt das OLG Stuttgart die Widerlegung der gesamten Virologie durch den Gutachter.

Der Gutachter wird zitiert: *„Das begriffliche Verständnis des Virus sei nämlich durchaus im Fluss."*

Wenn etwas im Fluss ist, ist es wissenschaftlich nicht definiert und darf in der Öffentlichkeit nicht als Tatsache behauptet werden!

Die konkreteste Widerlegung der Existenzbehauptungen des „Masern-Virus“ kam durch das Robert Koch-Institut (RKI) selbst.

Das RKI, die höchste staatliche und wissenschaftliche Autorität auf dem Gebiet der Infektionsbehauptungen, widerlegte durch ein in das Verfahren eingeführtes Dokument alle Existenzbehauptungen zum „Masern-Virus.“
Das RKI in der Person von Frau Prof. Dr. Annette Mankertz, Leiterin des Nationalen Referenzinstituts für Masern am RKI, widerlegte mit seiner Aussage zum „Masern-Virus“ gleichzeitig auch die bisherigen Behauptungen der Regierungsstellen, dass „Masern-Impfungen“ gut verträglich sind und keine Nebenwirkungen haben.

Ich zitiere aus Dr. Stefan Lankas Schrift „Go Virus Go“:

"Frau Prof. Dr. Annette Mankertz, Leiterin des Nationalen Referenzinstituts am RKI, gestand infolge der Anfragen, auf das Masern-Virus bezogen, diese wesentliche, durch uns seit 1995 benannte und beklagte Tatsache ein: Das RKI hätte interne Studien zum „Masern-Virus“ angefertigt, wird diese aber nicht herausgeben, entgegen der eindeutigen Verpflichtung des RKIs, alle Untersuchungen zu veröffentlichen...“
Der Grund der Weigerung, Untersuchungen zum „Masern-Virus“ zu tätigen und zu veröffentlichen, wurde durch das Eingeständnis des RKIs vom 24.1.2012[23] klar. Dieses Dokument widerlegt die Existenzbehauptung des „Masern-Virus“ und die Behauptungen, dass die Masern-Impfung sicher und wirksam sei. Das RKI schreibt darin:

„Masernviren zeigen wie andere Paramyxoviren keine präzise Größe, keinen präzisen Durchmesser: sie messen von 120 – 400 nm im Durchmesser und enthalten dann oftmals auch Ribosomen in ihrem Inneren.“

Was bedeutet das?

„Ribosomen“ sind die zelleigenen Fabriken, mit denen der Mensch, die Tiere und Pflanzen ihre Eiweiße herstellen. Da das „Masern-Virus“ dadurch definiert ist, dass es **keine** *„Ribosomen“* enthält, sind durch dieses Eingeständnis des RKIs alle **Existenzbehauptungen zum Masern-Virus widerlegt**!

Noch mehr:

Das RKI hat damit eingestanden, dass es statt mit *„Masern-Viren“* mit ganz normalen Bestandteilen des Lebens und der Zellen arbeitet. Mehr noch, das RKI hat damit den Beweis dafür geliefert, warum speziell die Masern-Impfung, vor allen anderen Standardimpfungen, die höchste Rate an Impfschäden in Form von Allergien und Autoimmunreaktionen erzeugt.

Innerhalb des Prozesses eingereichte Gutachten, die zusätzlich den Glauben an krankmachende Viren untergehen lassen, zeigen auf, dass die 6 Publikationen keinen wissenschaftlichen Nachweis erbringen können.

1. Prof. Dr. Dr. Harald Walach – Was ist eine „wissenschaftliche Tatsache“? Ein kleines Fallbeispiel: Der „Masernprozess“[24]: In seinem Gutachten analysierte er die 6 Publikationen und kam ebenfalls zu dem Ergebnis, dass diese Arbeiten **keinen wissenschaftlichen Nachweis** für das "Masern-Virus" darstellen können.
   Er kommt zu dem Ergebnis: "*Was lernen wir aus dieser Situation? Ich fasse zusammen: keine der Studien führt eine wirklich solide negative Kontrolle durch, in der sichergestellt ist, dass nicht schon im Ausgangsmaterial, den Affennierenzellen bzw. in den HeLa-Zellen, das potenziell infektiöse Agens vorhanden ist. Sowohl die eingebrachten Agenzien selbst, oder diese in Interaktion*

mit dem Zellmaterial, oder dieses allein, oder alles zusammen mit dem Isolat aus dem erkrankten Gewebe könnten für die beobachteten Veränderungen verantwortlich sein. In diesem Sinne scheint mir der Herausforderer, Dr. Lanka, recht zu haben: mit einer einzigen Studie wird nicht zu beweisen sein, dass es das Masernvirus gibt und mit einer von den hier vorgelegten gar nicht."

...

"Zur Diskussion steht der Mehrheitskonsens, dass das, was bisher in der Wissenschaft geschah, ausreichend sei, um die Faktizität des Masernvirus zu belegen. Dies erscheint mir nach all dem, was ich bis jetzt gesehen habe, zweifelhaft zu sein. Angesichts des großen Replikationsproblems in der Medizin und des daraus drohenden Zweifels in der Gesellschaft wäre es wahrscheinlich klug, wenn sich ein paar kompetente Forscher daran machen würden, diese Zweifel durch sorgfältige Replikationen auszuräumen. Ein für alle Mal. Oder aber die Bücher neu zu öffnen. Im Moment scheint mir beides möglich, aber noch lange nichts endgültig belegt."

2. **Nukleinsäuresequenz des „Masernvirus“. Das Resultat genetischer Untersuchungen: Es gibt keine „krankmachenden Viren“.**

Folgender Auszug stammt aus dem WissenSchafftPlus-Magazin (Ausgabe 2/2017)[25]:

"In den Prozess ließ ich [Dr. Stefan Lanka] den wissenschaftlich erbrachten Beweis einfließen, dass die veröffentlichte „Gen-Abfolge“ des Masern-Virus in Wirklichkeit aus gedanklich zusammengesetzten Bruchstücken von ganz normalen Zell-Bestandteilen besteht. Diese Bruchstücke entstehen vermehrt besonders dann, wenn Zellen im Reagenzglas getötet werden. Den

Gerichten versicherte ich und legte die entsprechende Beweis-Literatur vor, dass der Glaube an alle krankmachenden Viren auf der gleichen Fehlannahme beruht, die Enders 1954 für das „Masern-Virus" veröffentlichte und die nur durch die Nobelpreisvergabe zu einer wissenschaftlichen Tatsache wurde.
Um Inhalt und Resultat des nachfolgend abgedruckten Sequenzgutachtens verständlicher zu machen, wird grafisch dargestellt, welche Fehlannahmen durch den Nobelpreis für Enders im Jahr 1954 zum Irr-Glauben an die Existenz des „Masern-Virus" und aller „Viren" geführt haben. Und: Wie die Existenz-behauptungen des „Masern-Virus" und aller „krankmachenden Viren" durch uns widerlegt wurde."
Zwei anerkannte Labore, darunter das weltweit größte und führende genetische Institut (Ergebnisse der Labore können bei Stefan Lanka angefordert werden), kamen unabhängig voneinander zu exakt den gleichen Resultaten. Die Ergebnisse beweisen, dass sich die Autoren der sechs Publikationen des Masern-Virus-Prozesses und alle Masern-Virologen irrten und irren: Sie haben normale Bestandteile von Zellen als Bestandteile des vermuteten Masern-Virus fehlgedeutet. Aufgrund dieses Irrtums wurden in einem Jahrzehnt dauernden Konsensfindungsprozesses normale Zell-Bestandteile gedanklich zu einem Modell eines Masern-Virus zusammengefügt. Eine tatsächliche Struktur, die diesem Modell entspricht, wurde bis heute weder in einem Menschen, noch in einem Tier gefunden. Mit den Ergebnissen der genetischen Untersuchungen sind alle Existenz-behauptungen zum Masern-Virus wissenschaftlich widerlegt[26].

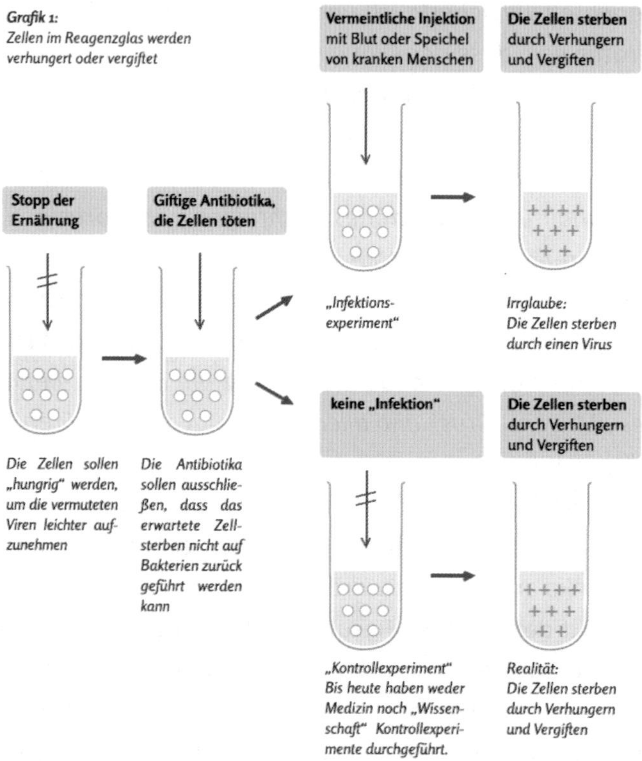

Abb. 9 (siehe hierzu auch S. 18)

Grafik 2:
Aus Bestandteilen sterbender Zelllen werden gedanklich Viren konstruiert

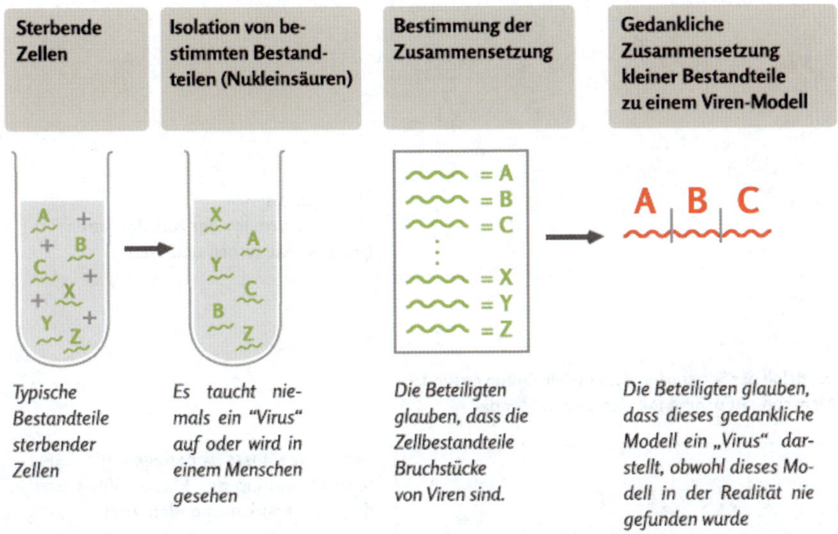

Abb. 10

Grafik 3:
Alle Bestandteile der „Viren"-Modelle sind Bestandteile von normalen Zellen

Bestimmung der Zusammensetzung der Nukleinsäure von Mensch und Tier

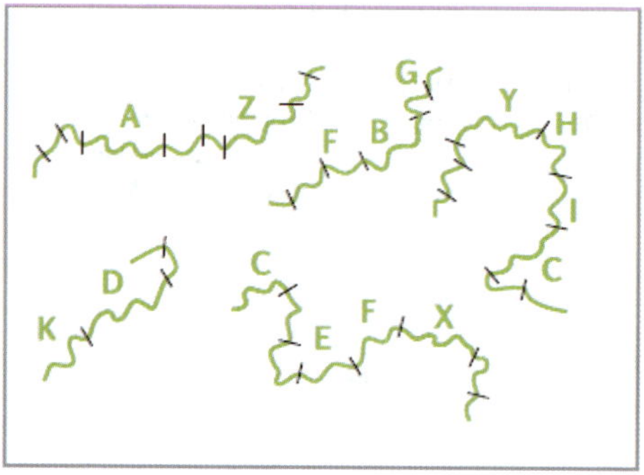

Das Ergebnis:
Die Sequenzdaten der Nukleinsäuren gesunder Menschen und Tiere

Vergleich der Sequenzen der Nukleinsäuren gesunder Menschen und Tiere mit den „Viren"-Modellen

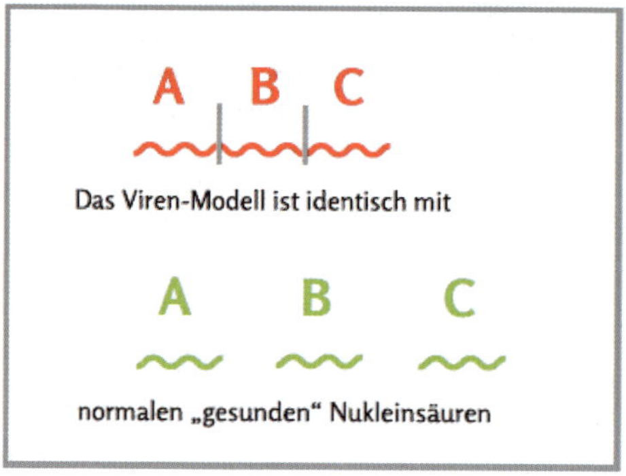

Abb. 11

Diese Ergebnisse widerlegen die Existenzbehauptung des Masern-Virus und die aller „krankmachenden Viren".

Alle „krankmachenden Viren" wurden auf die gleiche Art und Weise wie das Masern-Virus konstruiert.

In der nächsten Ausgabe von WISSENSCHAFFTPLUS stellen wir Ihnen vor, wie Sie das für jedes beliebige „krankmachende Virus" selbst überprüfen können.

3. **Cytopathischer Effekt in Affennierenzellen ist nicht masernvirusspezifisch - Autor: Laborleiter eines unabhängigen Labors in Deutschland**
Ergebnis des Labors:

"Es konnte in Abhängigkeit der zugesetzten, nicht-viralen und nicht-infektiösen Substanzen, zu verschiedenen Zeitpunkten Änderungen der Zellmorphologie beobachtet werden, die seit 1954 mit der „Isolation" des „Masern-Virus" gleichgesetzt wird. Besonders nach Zugabe von hohen Konzentrationen an Penicillin/Streptomycin (20%) bzw. Kultivierung unter Mangelbedingungen (1% FCS) konnten Veränderungen der Zellmorphologie festgestellt werden, die der durch das Masernvirus beschriebenen Synzytienbildung mikroskopisch identisch war *(siehe Abb. 12: Verwendete Chemikalien, Lösungen und Zellkulturmedien)*.
Die Untersuchungen haben klar gezeigt, dass eine Synzytienbildung nicht spezifisch für eine Maserninfektion ist. Somit wurden die in Vergessenheit geratenen Beobachtungen, sowohl von Enders&Peebles als auch von Bech&von Magnus bestätigt und die Annahme widerlegt, dass Enders&Peebles und Nachfolger mit dieser Technik die Existenz eines Virus nachgewiesen hätten. Weitere Informationen und ein Versuchsaufbau finden Sie im WissenSchafftPlus-Magazin, Ausgabe 4/2017.

Chemikalien	Hersteller	Ref.
Dimethylsulfoxid	Carl Roth GmbH + Co.KG	4720.4
Geneticin® 50 mg/ml (G418)	gibco®	10131-035
Pen Strep	gibco®	15140- 122
Lösungen		
Cellometer AOPI Staining Solution in PBS	Nexcelom Bioscience/peqlab Biotechnologie GmbH	CS201065ML
Fetal Bovine Serum (FBS)	gibco®	10082- 147
Heat Inactivated FBS	gibco®	10500-064
Trypsin EDTA	gibco®	25200- 072
Zellkulturmedien		
DMEM (1X)	gibco®	41966- 029
DMEM (1X) + GlutaMAX™ –I, sodium pyruvate	gibco®	31966-021

Abb. 12 (Tabelle: Verwendete Chemikalien, Lösungen und Zellkulturmedien)

"Die Gewebe und Zellen, die für den „Nachweis und die Vermehrung“ der „Viren“ verwendet werden, werden vor dem Akt der vermeintlichen „Infektion“ auf sehr spezielle Art und Weise vorbehandelt. Ihnen werden 80% der Nährstoffe entzogen, damit sie hungrig werden und die Viren aufnehmen. Sie werden mit Antibiotika behandelt, um auszuschließen, dass Bakterien, die immer und überall in allen Geweben und Seren enthalten sind, das zu erwartende Absterben der Zellen verursachen. Erst ab dem Jahr 1972 erkannte die Biochemie, dass die verwendeten Antibiotika, Zellen eigenständig schädigen und töten, ohne dass dies von Virologen wahrgenommen und berücksichtigt wurde. Es sind genau die Faktoren „Verhungern“ und „Vergiftung“, die zum sichtbaren Absterben der Zellen führen, was als Anwesenheit, Isolation,

Wirkung und Vermehrung der nur vermuteten Viren fehlgedeutet wurde und wird[27]."

4. **Gutachten eines unabhängigen Fach-Professors mit Kompetenz auf dem Gebiet der Virologie und Mikrobiologie. Inhalt des Gutachtens:**

Das Gutachten nimmt zu folgenden zentralen Fragen Stellung:

1. Sind die von Dr. Bardens vorgelegten 6 Arbeiten (siehe S. 101) wissenschaftlich?

2. Ist zumindest eine der 6 vorgelegten Arbeiten für sich genommen dazu geeignet, den Nachweis eines Masernvirus einschließlich dessen Größenbestimmung nach heutigem Kenntnisstand (Stand der Wissenschaft) zweifelsfrei zu erbringen?

3. Können die 6 vorgelegten Arbeiten in der Gesamtschau die Existenz des Masernvirus einschließlich dessen Größenbestimmung nach heutigem Kenntnisstand beweisen?

ERGEBNIS DER BEGUTACHTUNG

• nur vier, der von Dr. Bardens vorgelegten Fachartikel, erfüllen die formalen Voraussetzungen, die gegenwärtig auf internationalem Niveau für wissenschaftliche Publikationen gelten;

• keines der sechs von Dr. Bardens vorgelegten Fachartikel für sich beweisen die Existenz des Masernvirus;

• die Kombination der wissenschaftlichen Aussagen in den sechs von Dr. Bardens vorgelegten Fachartikel beweisen die Existenz des Masernvirus nicht[28].

5. **Dr. med. Johann Loibner aus Graz ist einer der Gutachter, dessen Stellungnahme Grundlage für den Gewinn des Masern-Virus-Prozesses ist.**

Die notwendige Entflechtung der Virusbegriffe von Dr. med. Johann Loibner.

Kurzfassung und Schluss:
"Unter diesem Begriff Virus werden zwei ganz verschiedene Dinge verstanden. Das eine ist das historische Virus. Dieses Virus gibt es nur als überholte Hypothese. Dieses Virus geht auf das lateinische Wort Virus zurück. Es heißt Gift. Vom Altertum bis herauf in die heutige moderne Zeit verstanden die Menschen darunter ein unbekanntes Gift, das Krankheiten verursacht. Seit der bakteriologischen Ära verstand und vermutete man darunter sehr kleine, mit dem Lichtmikroskop nicht sichtbare, kleine Bakterien, die vermutlich die Viruskrankheiten auslösen. ***Dieses Masernvirus gibt es also nicht****. 1940 entdeckten Wissenschaftler mit dem Elektronenmikroskop sichtbare Zellelemente, die als die vermuteten Viren gelten. Dieses ist das neue, das molekularbiologische Virus.* ***Ein Virus ist kein eigenständiges Lebewesen. Es ist Teil der Zelle. Es ist nicht das, was die meisten Menschen, einschließlich der Ärzte unter Virus verstehen. Auf keinen Fall sind Viren herumfliegende Lebewesen und bewegen sich auch nicht von Mensch zu Mensch.*** *Über die wirkliche Funktion dieser Zellorganellen besteht kein allgemeiner Konsens. Die Erforschung dieser als Viren bezeichneten Zellelemente ist noch ständig im*

Gange. Es gibt noch keine Nachweismethoden von Viren, die zwingend sicher sind. Von einer präzisen und endgültigen Definition dieser als Viren bezeichneten Zellpartikeln ist die Wissenschaft noch weit entfernt. ***Gibt es das behauptete Masernvirus oder nicht? Die Antwort aus historischen Gründen lautet nein. Und aus molekularbiologischer Sicht ebenso nein.***[29]"

Wichtige Anmerkungen zu der wissenschaftlichen Publikation von John Franklin Enders und seinem Mitarbeiter Thomas Chalmers Peebles

Der Nobelpreisträger John Franklin Enders und sein Mitarbeiter Thomas Chalmers Peebles veröffentlichten im Juni 1954 in der Zeitschrift „Proceedings of the Society of Experimental Biology and Medicine" Nr. 86(2), Seite 277–286, einen Bericht über ihre Arbeit mit dem vermeintlichen Masern-Virus mit dem Titel „Vermehrung eines cytopathischen Agens aus Masern-Patienten in Gewebskulturen" („Propagation in tissue cultures of cytopathogenic agents from patients with measles"). Sie taten dabei exakt das Gleiche, wofür Enders im gleichen Jahr den Nobelpreis für Medizin erhielt: Zellen im Reagenzglas zu töten, um zu behaupten, dass das Sterben der Zellen im Reagenzglas durch das behauptete Polio-Virus verursacht sei. Wie auf **Seite 278** dieser Publikation unten links beschrieben ist, benutzen die Autoren unter anderem das Antibiotikum Streptomycin, um die Rachenabstriche von Masern-Patienten zu „sterilisieren" bevor die Zellen im Reagenzglas mit den darin vermuteten, vermeintlichen Masern-Viren „infiziert" werden. Heute ist bekannt, dass Streptomycin Zellen schädigt und tötet, indem es die lebensnotwendigen Bakterien in den Zellen abtötet, die Mitochondrien, die u.a. den Sauerstoff verstoffwechseln. Was aber bis heute und im Masern-Prozess durch den Gutachter und das Gericht unterdrückt wird, ist die in dieser Publikation dokumentierte Tatsache, dass regelmäßig Zellen im Reagenzglas auf exakt die gleiche Art und Weise sterben, auch wenn gar nichts mit

ihnen getan wird. Dies widerlegt die Behauptung, dass die Art und Weise des Sterbens der Zellen im Reagenzglas, was als spezifischer „Cytopathischer Effekt“ (Zellzerstörender Effekt; siehe Laborergebnisse, S. 24) des angeblichen Masern-Virus ausgegeben wird, in Wirklichkeit ein ganz normales Sterben von Zellen im Reagenzglas unter diesen Bedingungen ist.
Obwohl die Autoren dieser Studie[30] mehrfach darauf hinweisen (**auf Seite 283, linke Spalte in der Mitte und auf Seite 285, rechte Spalte gleich dreimal**), dass das Sterben der Zellen auch durch unbekannte Faktoren und unbekannte Viren verursacht wird, behaupteten die Autoren zwei Jahre später, dass ihre Arbeit aus dem Jahr 1954 grundlegend für die Herstellung aller zukünftiger Masern-Impfstoffe sei.
Trotz dieser Schwächen und Widerlegungen wird diese Studie von allen Masern-Virus-Anhängern als die fundamentale Studie bezeichnet, mit der die Isolation und Vermehrung des Masern-Virus gelungen sei. Die Lektüre dieser Publikation lohnt sich auch noch aus einem anderen Grund: Die Autoren geben auf **Seite 286 oben rechts zu, dass es keinen Grund zur Annahme gibt, dass ihre Beobachtungen im Reagenzglas irgendetwas mit den Veränderungen im Menschen zu tun haben, die als Masern definiert sind.** Dabei ist es bis heute geblieben.

Prof. Karlheinz Lüdtke, Max-Planck-Institut für Wissenschaftsgeschichte, Frühgeschichte der Virologie, Sonderdruck 125, 89 Seiten, 1999. i. K. (A 2):[31]
Diese Lektüre ist dadurch so wichtig, weil diese aufzeigt, wie wichtig Kontrollexperimente sind, um zu erkennen, dass man falsch lag. Darin wird aufgezeigt, dass bis 1953 jedem Virologen und der Wissenschaftsgemeinschaft klar und bekannt war, dass alle Bestandteile, die bis dato als Bestandteile von Viren gedeutet wurden, sich **durch Kontrollversuche** als Bestandteile von abgestorbenen Geweben und Zellen entpuppten. Darum ist es so wichtig immer wieder auf die fehlenden Kontrollexperimente der vorgelegten Publikationen zu pochen.

Aufruf an Wissenschaftler und Studenten: Wer führt Kontrollexperimente durch?

Im gesamten Bereich des Infektionswesens werden keine Kontrollexperimente durchgeführt. Diese in der Wissenschaft notwendigen und vorgeschriebenen Experimente sollen ausschließen, dass die angewandten Methoden die Ergebnisse erzeugen oder verfälschen[32].

Zusammenfassung:
Der Virusnachweis ist bis heute nicht erbracht worden.

Abschließend kann eindeutig gesagt werden, dass es keinen wissenschaftlichen Beweis für das Masernvirus gibt. Weder John Franklin Enders und sein Mitarbeiter Thomas Chalmers Peebles noch irgendjemand konnte bis heute die Regeln wissenschaftlichen Arbeitens einhalten, um ein krankmachendes Virus nachzuweisen.

1. Keine der vorgelegten sechs Studien beweist die Existenz des Masernvirus.
2. Die Gesamtschau der 6 Publikationen ergibt ebenfalls keinen Nachweis des Masernvirus.
3. Keine der vorgelegten sechs Studien erfüllt die Regeln der Wissenschaft.
4. Es wurden keine Negativkontrollen durchgeführt.
5. Der gerichtlich bestellte Gutachter Prof. Podbielski widerlegte sich selbst und musste zugeben, dass die Publikationen nicht die wissenschaftlichen Kriterien einhalten.
6. Auf Befragen des Richters nach exakter Benennung einer konkreten Studie, die die Regeln der Wissenschaft einhält und die Existenz des Masernvirus beweise, sagte der Gutachter, der sich über ein Jahr auf seine Aussage am 12.03.15 vorbereiten konnte, dass

er diese Studie nicht benennen kann, weil dafür die Vorbereitungszeit nicht ausreichend war und er keine Zeit hätte, 10.000 Studien zu lesen. Er sei aber überzeugt, dass es diese Studien und das Masernvirus gäbe.

7. Mehrere Gutachten bestätigen, dass diese Publikationen kein Masernvirus nachweisen können.
8. Das Gericht bestätigte nicht, dass es ein krankmachendes Virus gibt, das können sie laut eigener Aussage nicht, da sie Juristen sind und keine Wissenschaftler.
9. Die fundamentale Studie von John Franklin Enders und seinem Mitarbeiter Thomas Chalmers Peebles konnte laut Gericht nicht als Nachweis herhalten, da diese methodische Schwächen aufweise.
10. John Franklin Enders und sein Mitarbeiter Thomas Chalmers Peebles geben in ihrer Arbeit deutlich zu, dass viele Fragen noch offen sind und in ihrer Arbeit nicht abschließend geklärt werden konnte, was den **cytopathischen Effekt auslöste.**
11. Das RKI konnte ebenfalls keinen Nachweis vorlegen, schlimmer noch, sie haben den größten Beweis geliefert, dass sie statt mit *„Masern-Viren“* mit ganz normalen Bestandteilen des Lebens und der Zellen arbeiten.
12. Das RKI kann keine wissenschaftliche Publikation vorlegen, die einwandfrei das Masernvirus beweist!

Dieser Artikel ist die erste Fassung, um Ihnen einen Einstieg in die Materie zu ermöglichen. Es wird eine 2. Fassung folgen mit vielen weiteren wichtigen Informationen, Fakten rund um den Prozess und den eingereichten Publikationen. Ich werde weitere prägnante unfassbare Aussagen des RKIs mit implementieren, die das RKI in ein noch schlechteres Licht rücken lässt, als dieses Institut sowieso schon ist.

Quellenangabe

Gerichtsdokumente bestätigen: Kein wissenschaftlicher Nachweis für die Existenz des Masernvirus

1 WisschenSchafftPlus-Magazin; Ausgabe 6/2015

2 WissenSchafftPlus-Magazin; Ausgabe 2/2017

3 WissenSchafftPlus-Magazin; 3+4/2014

4 http://lrbw.juris.de/cgi-bin/laender_rechtsprechung/document.py?Gericht=bw&GerichtAuswahl=OLG+Stutt-gart&Art=en&Datum=2016-2&nr=20705&pos=6

5 Az.: 4 O 346/13; Landgericht Ravensburg.

6 WissenSchafftPlus-Magazin; Ausgabe 2/2017

7 https://www.spiegel.de/panorama/justiz/masern-wette-impfgegner-muss-nicht-zahlen-a-1077601.html

8 https://www.aerztezeitung.de/Wirtschaft/Evidenz-die-schoenste-Nebensache-der-Welt-238234.html

9 https://www.aerzteblatt.de/nachrichten/72736/Streit-um-Existenz-von-Masernvirus-Urteil-zieht-Schlussstrich

10 https://www.spiegel.de/panorama/justiz/masern-wette-impfgegner-muss-nicht-zahlen-a-1077601.html

11 http://lrbw.juris.de/cgi-bin/laender_rechtsprechung/document.py?Gericht=bw&GerichtAuswahl=OLG+Stutt-gart&Art=en&Datum=2016-2&nr=20705&pos=6

12 Rechtsstreit Bardens *1* Dr. Lanka, Az 4 0 *346/13,* Schreiben RAe Wagner Barth vom 03. Feb. 2015

13 Az.: 4 O 346/13 Landgericht Ravensburg; Protokoll

14 Az.: 4 O 346/13 Landgericht Ravensburg; Protokoll

15 http://lrbw.juris.de/cgi-bin/laender_rechtsprechung/document.py?Gericht=bw&GerichtAuswahl=OLG+Stutt-gart&Art=en&Datum=2016-2&nr=20705&pos=6

16 http://lrbw.juris.de/cgi-bin/laender_rechtsprechung/document.py?Gericht=bw&GerichtAuswahl=OLG+Stutt-gart&Art=en&Datum=2016-2&nr=20705&pos=6

17 https://www.dfg.de › dfg_im_profil › download

18 Stellungnahme von Dr. Stefan Lanka zum Gutachten von Prof. Dr. Dr. Podbielski vom 17.11.2014 im Prozess Dr. Bardens/Dr. Lanka, Landgericht Ravensburg, Az: 4 O 346/13; erstellt am 2.2.2015

19 http://lrbw.juris.de/cgi-bin/laender_rechtsprechung/document.py?Gericht=bw&GerichtAuswahl=OLG+Stutt-gart&Art=en&Datum=2016-2&nr=20705&pos=6

20 http://lrbw.juris.de/cgi-bin/laender_rechtsprechung/document.py?Gericht=bw&GerichtAuswahl=OLG+Stutt-gart&Art=en&Datum=2016-2&nr=20705&pos=6

21 https://daserste.ndr.de/panorama/aktuell/Masern-Prozess-Ein-Baerendienst-fuer-die-Wissenschaft,masern-prozess100.html

22 http://lrbw.juris.de/cgi-bin/laender_rechtsprechung/document.py?Gericht=bw&GerichtAuswahl=OLG+Stuttgart&Art=en&Datum=2016-2&nr=20705&pos=6

23 https://wissenschafftplus.de/blog/de

24 https://harald-walach.de/methodenlehre-fuer-anfaenger/17-was-ist-eine-wissenschaftliche-tatsache-ein-kleines-fallbeispiel-der-masernprozess/

25 https://wplus-verlag.ch/de_DE

26 WissenSchafftPlus-Magazin; Ausgabe 2/2017

27 WissenSchafftPlus-Magazin; Ausgabe 4/2017

28 WissenSchafftPlus-Magazin; Ausgabe 6/2016 und 1/2017.

29 WissenSchafftPlus-Magazin; Ausgabe 3/2016

30 propagation-in-tissue-cultures-of-cytopathogenic-agents-from-patients-with-measles.pdf

31 https://impfen-nein-danke.de/u/P125.pdf

32 https://wissenschafftplus.de/cms/de/newsletter-archiv

Ergänzende Quellen zum Prozess mit weiteren Informationen:

- Dr. Stefan Lanka – Go Virus Go (der Masernprozess); diesen Artikel finden Sie unter: WissenSchafftPlus; Ausgabe 2/2017
- Alle relevanten Quellen (Protokolle, E-Mails, Dokumente, Analysen, Gerichtsurteile) zum Masernprozess an einem Ort, finden Sie unter: http://wissenschafftplus.de/blog/de

Die sechs Arbeiten, die Dr. Bardens, Dr. Stefan Lanka vorlegte – dem Gericht lagen diese nicht vor!:

1. Enders, J.F & Peebles, T.C. (1954) Propagation in tissue cultures of cytopathogenic agents from patients with measles. Proceedings of the Society for Experimental Biology and Medicine, 86(2): 277-286.

2. Bech, V. & von Magnus, P. (1958) Studies on measles virus in monkey kidney tissue cultures. Acta Pathologica Microbiologica Scandinavica 42(1):75-85.

3. Nakai, M. & Imagawa, D.T. (1969) Electron microscopy of measles virus replication. Journal of Virology, 3(2): 187-197.

4. Lund, G.A., Tyrrell, D.L.J., Bradley, R.D. & Scraba, D.G. (1984) The molecular length of measles virus RNA and the structural organization of measles nucleocapsids. Journal of General Virology, 65: 1535-1542.

5. Horikami, S.M & Moyer, S.A. (1995) Structure, transcripation, and replication of measles virus. In: V. ter Meulen & M.A. Billeter (Eds) Measles Virus. Current Topics in Microbiology and Immunology 191 (pp. 35-50). Springer: New York, Heidelberg.
(https://archive.org/details/HorikamiMoyer1995)

6. Daikoku, E., Morita, C., Kohno, T. & Sano, K. (2007) Analysis of morphology and infectivity of measles virus particles. Bulletin of the Osaka Medical College, 53(2): 107-114.

RKI bestätigt: Weder Viren-Existenzforschung, noch Kontrollexperimente durchgeführt

Corona_Fakten, October 04, 2020

In Anbetracht der derzeitigen angespannten Lage ist es aus unserer Sicht wichtig aufzuzeigen, dass die höchste Instanz, die für die Überprüfung aller Infektionskrankheiten zuständig ist, ihren Verpflichtungen bereits in Sachen Masernvirus nicht nachgekommen ist. Das Robert-Koch-Institut missachtete seine eigenen wissenschaftlichen Regeln. Seit 1998[1] sind die Regeln für wissenschaftliches Arbeiten (lege artis) durch die DFG verbindlich kodifiziert und von allen Universitäts-Rektoren unterschrieben.

Das RKI hat sich an diese Regeln zu halten[2].

In Anbetracht des folgenden E-Mail-Verkehrs wird deutlich, dass wir es hier mit einer unglaublich "schlampigen" Arbeitsweise zu tun haben, die schier unfassbare Ausmaße annimmt. Wenn die Grundlagen wissenschaftlichen Arbeitens versäumt werden, wie es beim RKI nachweislich der Fall ist, dann muss man sich ernsthaft fragen, was hier verdammt noch mal vor sich geht! Weder wurden beim Robert Koch-Institut Kontrollexperimente durchgeführt, noch wurde beim RKI das Masernvirus jemals auf seine Existenz überprüft *(siehe Aussage RKI, E-Mail Verkehr[3])*, obwohl der Masernvirus-Prozess aufgezeigt hat, dass sich hier gravierende Lücken und Mängel zeigen; siehe hierzu auch Punkt 4 und 6 in diesem Kapitel; S. 119 und S. 120).

Zu guter Letzt scheint das RKI keineswegs daran interessiert zu sein, wie es mit den Impfnebenwirkungen aussieht, obwohl laut eigenen Aussagen das „Masernvirus“ Ribosomen enthalten soll[3]!

Sie werden am folgenden E-Mail-Verkehr sehen, dass selbst diese Aussage aus eigenem Hause angezweifelt wird. Das Schöne an der ganzen

Sache ist, stellt man die richtigen Fragen, und das wird von immer mehr Menschen getan, offenbaren sich immer mehr unfassbare Tatsachen!

Kommen wir zum E-Mail-Verkehr:

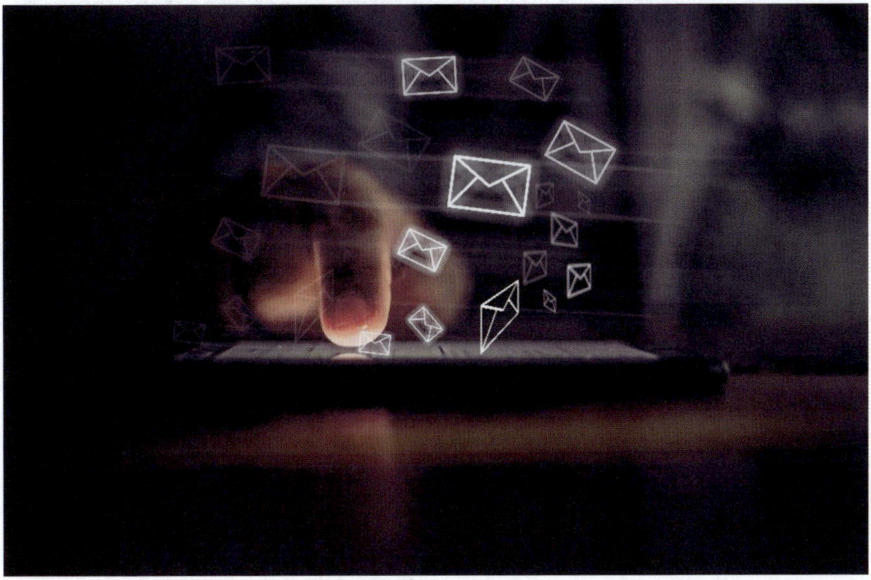

Abb. 13

Am Mittwoch, 16. September 2015
An: NRZ-MMR (Nationales Referenzzentrum für Masern, Mumps, Röteln)

Betreff: Bitte um Durchführung eines Experiments

Name: xxx
Institution: xxx

Sehr geehrte Frau Prof. Mankertz,
ich bitte Sie das Kontrollexperiment zu dieser Studie[4]:
http://edoc.rki.de/oa/articles/reuVp06OBA6uo/PDF/24bMiy8JQHag.pdf

durchzuführen - jedoch ohne die Zugabe eines Abstrichs eines Menschen oder Primaten, sondern einmal ganz ohne Abstrich und einmal mit einem Abstrich eines Nicht-Primaten - und einem renommierten Institut, jeweils eine ausreichende Menge an "whole cell RNA" zum Sequenzieren zur Verfügung zu stellen.
Sollten Sie die Kosten hierfür nicht aufbringen können, steht Ihnen für die Durchführung dieser Experimente ein Kostenträger verbindlich zur Verfügung.
Mit freundlichen Grüßen,
xxx

Anmerkung Corona_Fakten:
Eine einfache Frage, bzw. die Bitte darum, doch die notwendigen Kontrollexperimente durchzuführen, die aufzeigen würden, ob es sich um eine Fehlannahme handelt. Diese fehlen ebenfalls beim SARS-CoV-2[5] (siehe hierzu Seite 50).

Am 22.09.2015 schrieb RKI-Info:

Sehr geehrter xxx,
vielen Dank für Ihre E-Mail, Prof. xxx hat uns gebeten zu antworten.
Bei der in dem Paper beschriebenen Genomsequenzierung eines Masernvirus handelt es sich um die Sequenzierung eines Virus, das in einer erkrankten Person per PCR nachgewiesen wurde.

Alle bei einer solchen Sequenzierung notwendigen Kontrollen wurden durchgeführt, darunter auch eine Negativkontrolle mit einem Masernvirus-freien Material. Weitere Kontrollen sind nicht erforderlich.
Mit freundlichen Grüßen

Im Auftrag
Judith Petschelt
Robert Koch-Institut
Pressestelle
Nordufer 20
13353 Berlin

Anmerkung Corona_Fakten:
Wir halten fest, dass das RKI auf Grund eines positiven PCR-Tests annahm, dass diese Person das Masernvirus in sich trägt und am ***22.09.2015*** *behauptet, dass alle notwendigen Kontrollen durchgeführt wurden, jedoch ohne diese zu verlinken!*

Welche Aussagekraft der PCR-Test hat, nämlich keine, können Sie in dem Artikel im Internet, unter folgender Quelle: https://t.me/Corona_Fakten/136, *nachlesen.*

Am 22.09.2015

An: RKI

Sehr geehrte Frau Dipl. oec. troph. Petschelt (RKI),

vielen Dank an Frau Prof. Mankertz für ihre Antwort.
Bitte richten Sie ihr aus, dass ich meine wissenschaftlich berechtigten Zweifel mit ihr und nicht gegen sie oder das RKI lösen möchte.
Ich gehe nicht mehr wie früher fälschlicherweise von Absicht oder Irreführung aus, sondern von einer Fehlentwicklung, der wir alle unterliegen. Stützen tue ich mich dabei u.a. auf die Auswertung von Karlheinz Lüdtke[6] über die Frühgeschichte der Virologie, die das MPI für Wissenschaftsgeschichte veröffentlicht hat, auf eigene Forschung und die anderer.

Da das RKI sich im Mai 2002 den mittlerweile internationalen Kriterien wissenschaftlichen Arbeitens[7] der DFG unterworfen hat und darin u.a. gefordert wird "Kontrollversuche mit ebenso vollständiger Offenlegung des Versuchsaufbaus sind zentraler Bestandteil der wissenschaftlichen Methodik, um angewandte Methoden zu verifizieren und Störfaktoren auszuschließen.", bitte ich Sie, Frau Prof. xxx zu bitten, mir die Dokumentation der Kontrollversuche zukommen zu lassen, die sie erwähnt hat, da diese in der angesprochenen Publikation und in den Zitaten nicht erwähnt und dokumentiert ist.
Ebenso bitte ich Sie, mir die Dokumentation zukommen zu lassen, in der das RKI festgestellt hat, dass das Masern-Virus in seinem Innern öfters Ribosomen enthält.

Mit freundlichen Grüßen,
xxx (Bürgeranfrage)

Anmerkung Corona_Fakten:
Da innerhalb der Publikation keine Kontrollexperimente auftauchen, das RKI seit 2002 aber verpflichtet ist[7], diese durchzuführen und offenzulegen, wird hier nach diesen gefragt, weil das RKI anfangs zwar behauptete, dass diese durchgeführt wurden, aber keine Dokumentation diesbezüglich zugesandt hatte.

Von: xxx

Gesendet: Mittwoch, 30. September 2015

An: Mankertz, Annette (RKI)

Betreff: Bitte

Sehr geehrte Frau Prof. Mankertz,

bitte beantworten Sie die Fragen in der Mail an Sie vom **22.9.2015.**
Ich wiederhole hier, dass ich die offenen Fragen mit Ihnen und nicht gegen Sie klären möchte und erinnere daran, dass ich als Fach-Wissenschaftler und als Bürger das Recht habe, Einblick in die Dokumentationen der RKI-Versuche zum Masern-Virus zu bekommen.
In Erwartung Ihrer baldigen Antwort verbleibe ich

Mit freundlichen Grüßen,
xxx

Von: RKI-Info

Am 06.10.2015

Sehr geehrter Herr xxx,

vielen Dank für die Nachfrage.

1.: Die Experimente zum Nachweis und zur Sequenzierung des Masernvirus für die genannte Publikation **sind nicht im RKI**, sondern in München durchgeführt worden.

2.: **Viren können durchaus einige wenige Ribosomen enthalten.** Vor allem bei größeren Viren wie Arena- oder eben Masernviren kann es bei der Abknospung an der Plasmamembran zum (zufälligen) Einschluss von zellulärem Material/Plasma - u.a. Ribosomen - kommen, unabhängig davon, in welches Kompartiment die Viren danach gelangen. Bei der Abknospung an der Membran gelangt zytoplasmatisches Material unkontrolliert in die Viruspartikel.
Bei den eingeschlossenen Ribosomen handelt es sich höchstwahrscheinlich um nutzlosen Beifang (so sind Masernviren für die Replikation auf die

Ribosomen der Wirtszelle angewiesen), der für die Viren aber auch nicht "schädlich" ist. In der Fachliteratur ist der Einschluss von Ribosomen beispielsweise für die Arenaviren eindeutig beschrieben (z.B. "Molekulare Virologie" von Modrow S et al.). Wir bitten um Verständnis, dass wir keine weiteren Literaturrecherchen zur Beantwortung von Wissensfragen durchführen können.

Mit freundlichen Grüßen
Im Auftrag
Judith Petschelt (RKI)

Anmerkung Corona_Fakten:
Wir halten fest, dass die Kontrollversuche, die zu Anfang vom RKI benannt wurden – und das mit einer Selbstverständlichkeit – also nicht beim RKI durchgeführt worden sind, sondern in München! Da das RKI Co-Autor der Studie ist, fragt man sich bereits jetzt schon, warum das RKI diese nicht dieser Mail angehängt hat, obwohl explizit danach gefragt worden ist.

Von: xxx (Bürgeranfrage)

Gesendet: Mittwoch, 07.10.2015

An: RKI-Info; Prof. Mankertz, Annette

Betreff: Re: WG: Bitte

Sehr geehrte Frau Prof. Mankertz,
Sehr geehrte Frau Dipl. oec. troph. Petschelt,

vielen Dank für Ihre Antwort vom 6.10.2015 auf meine Anfragen.

Zu 1.
Da Sie und das RKI Koautorin der besagten Publikation sind, **tragen Sie gleichermaßen wie die anderen Autoren Verantwortung für den Inhalt der gemeinsamen Publikation**, so wie es sich aus Gesetz, Rechtsprechung und den anderen Verpflichtungen (z.B. DFG-Regeln zur Sicherung guter wissenschaftlicher Praxis, zu deren Einhaltung sich das RKI im Mai 2002 selbst verpflichtet hat[7]) ergibt.

Da Sie in Ihrer Antwort vom 22.9.2015 aussagen, dass es diese Kontrollexperimente gibt, **müssen Ihnen diese Kontrollversuche bekannt sein**. Ihnen müssen die Kontrollversuche auch bekannt sein, sonst hätten Sie die Publikation gar nicht freigeben dürfen und das RKI hat sich verpflichtet alle Unterlagen zu allen Versuchen mindestens 10 Jahre aufzubewahren.
Bitte senden Sie mir deswegen diese Unterlagen zu.
Da ich als Bürger und Fachwissenschaftler, der darüber arbeitet, ein Recht darauf habe, diese Unterlagen einzusehen, bin ich alternativ auch bereit, in den Räumen des RKIs diese Unterlagen einzusehen. Da aber alle Unterlagen in digitalisierter Form archiviert werden müssen, ist es im Sinne des Verwaltungsaufwandes ein Leichtes, mir diese Unterlagen in Form eines E-Mails zukommen zu lassen.
Bitte nennen Sie mir auch Namen und Anschrift der Person oder der Personen, die die Kontrollversuche ausgeführt haben.

Zu 2.
Entgegen Ihrer Antwort war und ist diese Frage keine Wissensfrage, sondern die berechtigte Anfrage aufgrund bestehenden Rechts (siehe hierfür meine Ausführungen zu 1. und das Informationssicherungs-Gesetz). Als Bürger und Fachwissenschaftler, der darüber publiziert, habe ich das Recht auf Einblick in die Unterlagen zu den Erkenntnissen des RKI über Ribosomen als Beifang im Masern-Virus.

Bitte senden Sie mir diese internen Studien des RKI umgehend zu oder gewähren mir in den Räumen des RKI den Einblick.

3.
Bitte senden Sie mir ebenfalls die Dokumentation des RKI zu der Durchmesserangabe des Masern-Virus zu.

Vielen Dank und
freundliche Grüße,
xxx (Bürgeranfrage)

Anmerkung Corona_Fakten:
Das RKI wird jetzt direkt damit konfrontiert, dass es dazu verpflichtet ist, diese Dokumentationen – sowohl für die Kontrollexperimente – als auch für die Behauptung der Beinhaltung von Ribosomen im Masernvirus auszuhändigen, da dieses bis jetzt nicht einen einzigen Nachweis für seine eigene Behauptung geliefert hat. Wir sollten nicht vergessen, dass das RKI Co-Autor der Studie war! Wenn man dort also nicht mal in der Lage ist, eine solche Dokumentation zu liefern, an der man ja mitgewirkt hat, dann scheint hier etwas gewaltig schief zu laufen.

Von: Fouquet, Helmut (RKI)

Am 12.10.2015

Sehr geehrter Herr xxx,
auf Ihre Anfrage teilen wir folgendes mit:

Zu der Veröffentlichung von
Sparrer et al.: "Complete Genome Sequence of a Wild-Type Measles Virus Isolated during the Spring 2013 Epidemic in Germany", Genome

Announcements, Vol. 2 (2014) Issue 2, http://edoc.rki.de/oa/articles/reuVp06OBA6uo/PDF/24bMiy8JQHag.pdf[8], auf die sich Ihre Anfrage bezieht, **liegen dem RKI keine Unterlagen über die im Einzelnen durchgeführten Experimente zum Nachweis und zur Sequenzierung des Masernvirus sowie über Kontrollversuche vor.**
Wir haben zu der Publikation die Überprüfung der phylogenetischen Analyse und die Benennung des Masernvirus nach WHO-Nomenklaturregeln beigetragen. Der Nachweis des Virus wurde, wie bereits früher mitgeteilt, vom Erstautor der Veröffentlichung am **Max von Pettenkofer-Institut in München geführt.** Die Unterlagen **müssten** dort vorliegen.
Die Strukturaufklärung von Masernviren stand bisher nicht im Mittelpunkt der wissenschaftlichen Arbeiten des Fachgebiets für spezielle Licht- und Elektronenmikroskopie des RKI. **Von daher wurden hier bisher keine Untersuchungen durchgeführt, die auf den Nachweis von Ribosomen in Masernviren abzielen.** Vorhandene EM-Bilder zeigen **Ribosomen-ähnliche** Strukturen in den Viruspartikeln. Zum eindeutigen Nachweis reichen **diese Bilder aber alleine nicht aus**, da Ribosomen in den Ultradünnschnitten keine morphologisch eindeutige Form zeigen und die Strukturen daher auch andere Molekülansammlungen repräsentieren können. Zur Fachliteratur bezüglich Ribosomen in Arena-Viren siehe unsere E-Mail v. 06.10.2015 (siehe S. 107).
Bezüglich des Durchmessers des Masern-Virus **liegen im RKI keine eigenen Messreihen vor**, die statistisch aussagekräftig sind. Masernviren sind, wie alle Paramyxoviren, äußerst variabel in der Größe. Das zeigt auch das vorhandene Bild-Material.

Mit freundlichen Grüßen
im Auftrag
Dr. Helmut Fouquet
Robert Koch-Institut
Referat Grundsatz und Recht -
Nordufer 20, 13353 Berlin

Anmerkung Corona_Fakten:

Jetzt wird es spannend: Das RKI hat diese Kontrollen selbst nicht durchgeführt, ist aber der Meinung, dass diese in München vorliegen sollten. Diese Kontrollexperimente sind seit 2002 für das RKI verpflichtend! Auch sind sie unabdingbar um auszuschließen, dass man nicht einer Fehldeutung unterliegt[9] (siehe hierzu den Artikel „Das Ende der Virologie und Corona durch gezielte Fragen"; diesen Abschnitt finden Sie im Internet unter der Quelle: 9). Ebenfalls gibt das RKI hier zu, dass nie aussagekräftige Untersuchungen durchgeführt wurden, die eindeutig bestätigen würden, dass das Masernvirus Ribosomen beinhaltet, obwohl zu Anfang und in anderen Mails diese Aussage immer wieder felsenfest behauptet wurde (z.B. im Jahr 2012[10])!

Von: XXX (Bürgeranfrage)

Gesendet: Montag, 12.10.2015

An: XXX; RKI-Info

Betreff: Re: Ihre Anfrage betreffend Untersuchungen des Masernvirus

Sehr geehrte Frau Prof. Mankertz,

vielen Dank, dass Sie die Antwort von Herrn Dr. Fouquet veranlasst haben.

Da Sie im Jahr 2012 anfragenden Bürgern[11] mehrfach geantwortet haben, dass der Durchmesser des Masern-Virus zwischen 120 bis 400 nm beträgt, frage ich Sie an, auf konkret welche wissenschaftliche Beobachtung oder Erkenntnis Sie sich bei der Durchmesserangabe gestützt haben?

Da Sie im Jahr 2012 anfragenden Bürgern mehrfach geantwortet haben, dass das Masern-Virus öfters Ribosomen in seinem Innern enthält, frage ich an, auf konkret welche wissenschaftliche Beobachtung oder Erkenntnis Sie sich bei dieser Aussage gestützt haben?

Da Sie 2012 behaupteten, dass das Masern-Virus öfters Ribosomen in seinem Innern enthält, haben Sie daraufhin im Hinblick auf die Sicherheit der Masern-Komponente im MMR-Impfstoff die notwendigen Schritte eingeleitet und falls ja welche, um die Gefahr von Autoimmunreaktionen gegen Ribosomen in den Impfstoffen zu erforschen und zu vermeiden?

Vielen Dank für Ihre Antwort und
freundliche Grüße,
XXX (Bürgeranfrage)

Anmerkung Corona_Fakten:
Die verantwortlichen Personen beim RKI werden erneut direkt mit ihren damaligen Aussagen konfrontiert, da bis jetzt kein einziger Nachweis für diese Behauptungen, weder bezüglich der Ribosomen, noch der Kontrollexperimente geliefert wurde, schleicht sich der Verdacht ein, dass es diese gar nicht gibt und unwissenschaftlich gearbeitet wurde, somit die Studie wertlos ist und das RKI unbedacht Falschaussagen tätigte. In der vorherigen E-Mail gab das RKI dies bereits zu!

Von: Fouquet, Helmut (RKI)

Am: 09.11.2015

Sehr geehrter Herr xxx,

auf Ihre Nachfrage teilen wir folgendes mit:
Unsere früheren Angaben entsprechen dem Stand der Wissenschaft.

Das Risiko von Autoimmunreaktionen gegen Ribosomen im Masernimpfstoff ist aus unserer Sicht als gering einzuschätzen. Zuständig für Fragen der Impfstoffsicherheit ist im Übrigen das Paul-Ehrlich-Institut als Arzneimittelzulassungsbehörde.

Mit freundlichen Grüßen
Dr. Helmut Fouquet
Robert Koch-Institut

Anmerkung Corona_Fakten:
Denken Sie gerade dasselbe wie wir?
Nachdem bis jetzt kein einziger Nachweis geliefert und zugegeben wurde, dass man keinen eindeutigen Beweis für die Ribosomen hat, behauptet man jetzt einfach, dass es so dem Stand der Wissenschaft entspräche. Dann hätten wir ein echtes Problem, denn wir haben keinerlei Gewissheit, weil alles auf reiner Spekulation beruht und nicht mehr als Fakt hingestellt werden darf!

Von: xxx (Bürgeranfrage)

Gesendet: Montag, 09.11.2015

An: Fouquet, Helmut; Mankertz, Annette; RKI-Info

Betreff: Re: Ihre Anfrage betreffend Untersuchungen des Masernvirus

Sehr geehrter Herr Fouguet (RKI),
vielen Dank für Ihre Antwort.

Aus Ihrer Antwort ergibt sich deutlich und erkennbar, dass Sie die gestellten Fragen **nicht beantwortet haben**. Der Stand der Wissenschaft,

Rechtsprechung und Gesetz verpflichten Sie, diese Fragen korrekt und zeitnah zu beantworten.
Wie Sie wissen, gehören zu den Aufgaben des RKI und speziell von Frau Prof. xxx, die Durchführung von Studien zur Sicherheit der Impfstoffe. Hieraus ergeben sich die Fragen:

1. Was hat das RKI und was hat Frau Prof. xxx zur Sicherstellung in Bezug auf die Sicherheit der Masern-Impfstoffkomponente unternommen und veranlasst, als sie erfahren und erkannt hat, dass Masern-Viren öfter Ribosomen in ihrem Innern enthalten?

2. Auf konkret welchen wissenschaftlichen Argumenten, Publikationen und Überlegungen beruht Ihre Einschätzung, die Einschätzung von Frau Prof. xxx und die Einschätzung des RKI „Das Risiko von Autoimmunreaktionen gegen Ribosomen im Masernimpfstoff ist aus unserer Sicht als gering einzuschätzen."?

Da durch die Möglichkeit von Ribosomen im Impfstoff für jeden Beteiligten offensichtlich das Risiko von Autoimmunerkrankungen gegeben ist und die Nicht-Klärung und Nicht-Behebung dieser Möglichkeit einen fahrlässigen oder grobfahrlässigen Eingriff u.a. in die Grundrechte auf körperliche Unversehrtheit und Leben zur Folge haben können, bitte ich Sie, diese Fragen umgehend und zeitnah zu beantworten, die notwendigen Schritte umgehend und zeitnah zu veranlassen und mir diese zu dokumentieren.

Bitte beantworten Sie die zwei im Schreiben vom 12.10.2015 bis heute unbeantwortet gebliebenen Fragen umgehend und zeitnah:

3. Da Sie im Jahr 2012 anfragenden Bürgern mehrfach geantwortet haben, dass der Durchmesser des Masern-Virus zwischen 120 bis 400 nm beträgt, frage ich Sie an, auf konkret welcher wissenschaftlicher Beobachtung oder Erkenntnis Sie sich bei der Durchmesserangabe gestützt

haben? Bitte machen Sie mir die Dokumentation dieser wissenschaftlichen Beobachtungen und Erkenntnisse zugänglich.

4. Da Sie im Jahr 2012 anfragenden Bürgern mehrfach geantwortet haben, dass das Masern-Virus öfters Ribosomen in seinem Innern enthält, frage ich an, auf konkret welcher wissenschaftlicher Beobachtung oder Erkenntnis Sie sich bei dieser Aussage gestützt haben?

Ich darf daran erinnern, dass seit dem 12.10.2015, an dem diese Fragen gestellt wurden, fast ein Monat vergangen ist, in dem Sie diese Fragen nicht beantwortet haben.

Mit freundlichen Grüßen,
XXX (Bürgeranfrage)

Von: Fouquet, Helmut (RKI)

Am 17.11.2015

Sehr geehrter Herr xxx,
auf Ihre Nachfrage teilen wir Folgendes mit:

Aus der entfernten Möglichkeit, dass im Masernimpfstoff vereinzelt Ribosomen enthalten sind, **folgte und folgt kein Handlungsbedarf in Bezug auf die Sicherheit von Impfstoffen**. Ribosomen sind in jeder Zelle enthalten; ihr Potential Autoimmunreaktionen auszulösen, ist daher äußerst gering. Im Übrigen haben wir unserer Nachricht v. 09.11.2015 nichts hinzuzufügen.

Mit freundlichen Grüßen
im Auftrag
Fouquet (RKI)

Anmerkung Corona_Fakten:
Sie wurden gerade Zeuge der eindeutigen Aussage, dass man keinen Grund für einen Handlungsbedarf erkennen kann!

Trotz allein der Tatsache, dass bis jetzt noch immer kein Nachweis für die behaupteten Kontrollexperimente erbracht wurde und dass keine Nachweise der Existenz bzw. Nicht-Existenz der Ribosomen vorliegen, obwohl es so dargestellt wurde. Dass zelleigene Strukturen, wenn sie injiziert werden, zu Autoimmunerkrankungen führen können, ist dem RKI an dieser Stelle völlig egal und man spielt damit automatisch mit der Gesundheit unserer Kinder!

Von: xxx (Bürgeranfrage)

Gesendet: Dienstag, 17.11.2015

An: Fouquet, Helmut (RKI)

Cc: Mankertz, Annette; RKI-Info

Betreff: Re: Ihre Anfrage betreffend Untersuchungen des Masernvirus

Sehr geehrter Herr Dr. Fouquet,
vielen Dank für die konkrete Stellungnahme des RKI zum Thema Ribsomen in Impfstoffen.

Bitte beantworten Sie zeitnah die bisher und seit 12.10.2015 unbeantworteten Fragen Nr. 3 und Nr. 4.
3. Da Sie im Jahr 2012 anfragenden Bürgern mehrfach geantwortet haben, dass der Durchmesser des Masern-Virus zwischen 120 bis 400 nm beträgt, frage ich Sie an, auf konkret welcher wissenschaftlicher Beobachtung oder Erkenntnis Sie sich bei der Durchmesserangabe gestützt

haben? Bitte machen Sie mir die Dokumentation dieser wissenschaftlichen Beobachtungen und Erkenntnisse zugänglich.

4. Da Sie im Jahr 2012 anfragenden Bürgern mehrfach geantwortet haben, dass das Masern-Virus öfters Ribosomen in seinem Innern enthält, frage ich an, auf konkret welcher wissenschaftlicher Beobachtung oder Erkenntnis Sie sich bei dieser Aussage gestützt haben?

Ich darf daran erinnern, dass seit dem 12.10.2015, an dem diese Fragen gestellt wurden, über ein Monat vergangen ist, in dem Sie diese Fragen nicht beantwortet haben.

Mit freundlichen Grüßen,
XXX

Von: Fouquet, Helmut RKI

Kopie (CC): Mankertz, Annette , RKI-Info

Am: 24.11.2015

Sehr geehrter Herr xxx,
auch insoweit gilt, dass aus unserer Sicht den bisher in dieser Angelegenheit gegebenen Antworten nichts weiter hinzuzufügen ist.

Mit freundlichen Grüßen
im Auftrag
Fouquet (RKI)

Schlussfolgerung:
Eine erschreckende Erkenntnis. Wir halten folgende Fakten fest:

1. Das RKI behauptet, die Kontrollversuche würden durchgeführt und man wüsste, dass das Masernvirus Ribosomen enthielte. Aus dem E-Mail-Verkehr wird eindeutig belegt, dass diese Behauptungen widerlegt sind.

2. Auf konkretere Nachfragen, wo die Kontrollversuche zu finden seien nebst Dokumentation zur Aussage bezüglich der Ribosomen, musste das RKI zugeben, dass man diese selbst nie durchgeführt hat und auch scheinbar nicht bekannt sind. Trotz des Faktes, dass das RKI maßgeblich an der Studie beteiligt war.

3. Auch musste das RKI im Verlauf des E-Mail-Verkehrs zugeben: *"Bezüglich des Durchmessers des Masern-Virus* ***liegen im RKI keine eigenen Messreihen vor.***"
   Diese Aussage ist ein Schlag ins Gesicht, da bereits innerhalb des Masernvirusprozesses behauptet wurde, man hätte eigene Studien dazu, nur würde man diese nicht offenlegen![12] (Siehe hierzu WissenSchafftPlus; dort finden Sie die Mail vom RKI, mit genannter Größenangabe für das „Masern-Virus“).

4. Obwohl das RKI immer wieder behauptete, dass Ribosomen vorkommen, hat es keine Sicherstellung in Bezug auf die Sicherheit der Masern-Impfstoffkomponenten unternommen und veranlasst. Schlimmer noch, das RKI empfindet nicht mal den Drang, diese durchzuführen, obwohl dadurch die Gesundheit unserer Kinder hochgradig gefährdet wird!

5. Damit handelt das RKI gegen die wissenschaftlichen Regeln, die auch für es selbst verpflichtend sind[13].

6. Das RKI kann und darf nicht als wissenschaftlich betitelt werden, wenn man solche grundlegenden Regeln missachtet!

7. Da das RKI bis heute keine Versuche unternommen hat, die Existenz der Masernviren nachzuweisen und dies auch nicht einmal abstreitet (E-Mail-Verkehr aus dem Jahr 2017), ist eindeutig belegt, dass bis heute kein einziger wissenschaftlicher Nachweis für das Masernvirus existiert. **In der E-Mail heißt es:**

   "Im RKI wird nicht die Existenz von Masernviren erforscht - diese ist unstrittig -, im Zentrum stehen vielmehr die Eigenschaften des Virus und dessen Elimination durch ausreichend hohe Impfquoten." (Quelle, siehe Abbildung unten; E-Mail vom RKI an Herrn Sommer; 9. März 2017; die E-Mail liegt dem Verlag vor).

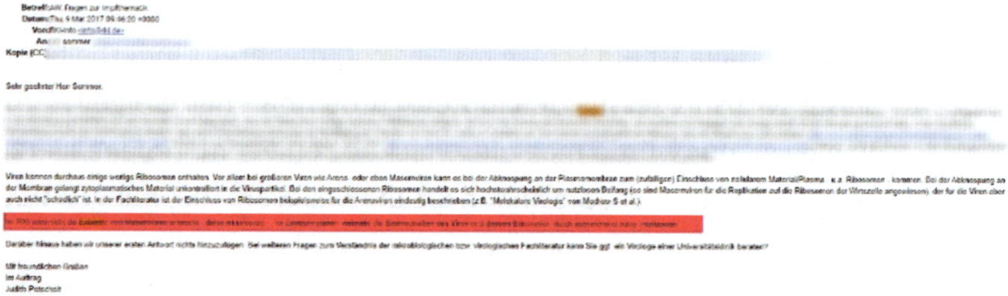

Betreff: AW: Fragen zur Impfthematik
Datum: Thu, 9 Mar 2017
Von: RKI-Info
An: sommer
Kopie (CC):

Sehr geehrter Herr Sommer,

Viren können durchaus einige wenige Ribosomen enthalten. Vor allem bei größeren Viren wie Arena- oder eben Masernviren kann es bei der Abknospung an der Plasmamembran zum (zufälligen) Einschluss von zellulärem Material/Plasma - u.a. Ribosomen - kommen. Bei der Abknospung an der Membran gelangt zytoplasmatisches Material unkontrolliert in die Viruspartikel. Bei den eingeschlossenen Ribosomen handelt es sich höchstwahrscheinlich um nutzlosen Beifang (so sind Masernviren für die Replikation auf die Ribosomen der Wirtszelle angewiesen), der für die Viren aber auch nicht "schädlich" ist. In der Fachliteratur ist der Einschluss von Ribosomen beispielsweise für die Arenaviren eindeutig beschrieben (z.B. "Molekulare Virologie" von Modrow S et al.).

Darüber hinaus haben wir unserer ersten Antwort nichts hinzuzufügen. Bei weiteren Fragen zum Verständnis der mikrobiologischen bzw. virologischen Fachliteratur kann Sie ggf. ein Virologe einer Universitätsklinik beraten?

Mit freundlichen Grüßen
Im Auftrag

Ich möchte nochmal darauf hinweisen, dass das RKI dazu verpflichtet ist, allen Zweifeln nachzugehen und mit den neuesten Methoden zu überprüfen!

Quellenangabe

RKI bestätigt: Weder Viren-Existenzforschung, noch Kontrollexperimente durchgeführt

1 https://www.dfg.de › dfg_im_profil › download

2 https://www.rki.de/DE/Content/Forsch/Grundlagen/grundlagen_node.html

3 https://wissenschafftplus.de/blog/de

4 https://edoc.rki.de/handle/176904/1876

5 https://telegra.ph/Das-Ende-der-Virologie-und-Corona-durch-gezielte-Fragen-09-24

6 Max-Planck-InstitutfürWissenschaftsgeschichte

Max Planck Institute for the History of Science; Preprint 125 (1999); Karlheinz Lüdtke; zur Geschichte der frühen Virusforschung.

7 https://www.rki.de/DE/Content/Forsch/Grundlagen/grundlagen_node.html

8 https://edoc.rki.de/handle/176904/1876

9 https://telegra.ph/Das-Ende-der-Virologie-und-Corona-durch-gezielte-Fragen-09-24

10 https://wissenschafftplus.de/blog/de

11 https://wissenschafftplus.de/blog/de; siehe Ribosomen E-Mail vom RKI.

12 https://wissenschafftplus.de/blog/de;

13 https://www.rki.de/DE/Content/Forsch/Grundlagen/grundlagen_node.html

Der Wissenschaftsbetrug durch Prof. Christian Drosten

Corona_Fakten, July 10, 2020

Prof. Christian Drosten ist heute im Prinzip jedem bekannt, der mal was von Corona gehört hat und das sollten wohl die meisten sein. Seltsamerweise kennen die wenigsten seine seltsamen Vorhersagen, seine Widersprüchlichkeiten, seine gefährlichen Aussagen, wie Panikmache[1], aber am schlimmsten ist wohl der offensichtliche Wissenschaftsbetrug, den Drosten begangen hat.

Die Frage, die man sich stellt ist, macht Prof. Drosten dies aus rühmlichen Gedanken, um sich von seinen massiven Fehlern wieder zu renommieren (Schweinegrippe Skandal), oder aus monetären Gründen[2], oder sind es noch schlimmere Begründungen, die ich mich nicht traue zu thematisieren.

Ich werde in diesem Kapitel aufzeigen, dass Drosten den wissenschaftlichen Kodex verloren hat, oder gar nicht kennt. Beides wäre fatal. Legen wir los.

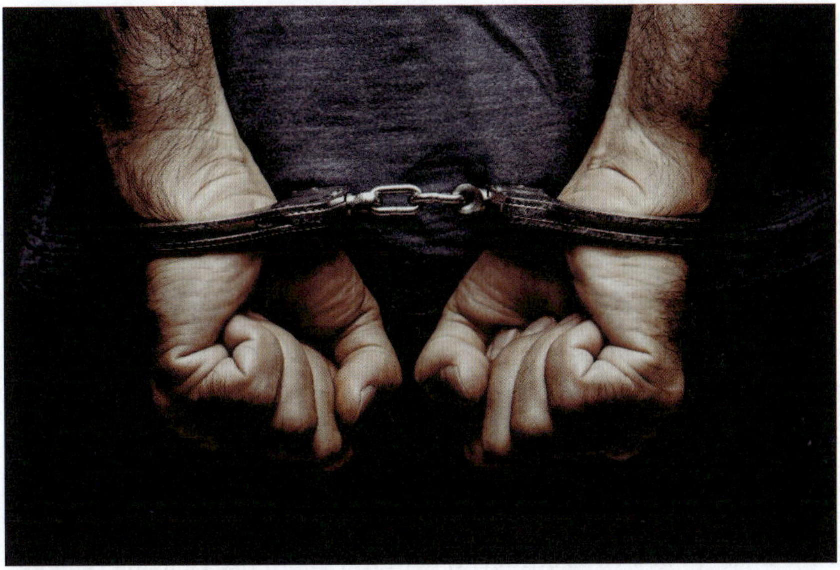

Abb. 14

Der chronologische Ablauf zum PCR-Test von Prof. Drosten und der Berliner Charité (achten Sie bitte auf die zeitlichen Daten)

Am 30.12.2019: teilte der Augenarzt Li Wenliang per WhatsApp an Berufskollegen mit, dass sich 7 Fälle in seinem Krankenhaus befinden, die positiv auf SARS bestätigt sind.

Am 31.12.2019: entsandte die Regierung in Peking eine „Eingreiftruppe" aus Virologen und Epidemiologen um die Sache in Wuhan zu unterstützen.

Am 01.01.2020: Prof. Christian Drosten von der Charité hörte davon und startete sofort mit der Entwicklung von SARS-Viren, bevor überhaupt klar war und klar sein konnte, ob der Bericht aus China über SARS wahr und bewiesen ist, und vor allem, bevor die chinesischen Virologen ihre Ergebnisse veröffentlichten! Er sagte aus, dass er ab dem **01.01.2020** ein genetisches Nachweisverfahren entwickelt hat[3], mit dem er die Anwesenheit des neuen Corona-Virus in Menschen zuverlässig nachweisen kann.

Am 21.01.2020 (3 Tage vor der ersten Veröffentlichung der Chinese Center for Disease Control and Prevention [CCDC]) empfahl die WHO[4] allen Nationen die Anwendung des von Prof. Drosten entwickelten "sicheren" Test-Verfahrens.
Tatbestand: Prof. Drosten benutzte wissenschaftlich **NICHT** geprüfte Daten für seinen schnell globalisierten PCR-Test des 2019-nCOV, das am 07.02.2020 unter Mitwirkung von Prof. Drosten in SARS-CoV-2 umbenannt wurde. Damit wurde der Schein erweckt, die Chinesen hätten tatsächlich ein neues Virus entdeckt, dem war allerdings zu keiner Zeit so!

Die Behauptung er habe ein zuverlässiges Testverfahren, ist somit völlig unmöglich. **Folgende Regeln bricht und missachtet Drosten damit.**

1. *Missachtung der klar vorgegebenen Regeln der Wissenschaft, die Bestandteil seines* Arbeitsvertrages[5] *sind.*

2. *Die Steigerung und Globalisierung der chinesischen Seuchenpanik, in dem er die Denksetze und Logik der Virologie verletzte.*

Am 23.01.2020: Veröffentlichung[6] der Entwicklung des Testverfahrens von Prof. Drosten. Auf **Seite 3** dieses Beitrags, **linke Spalte, 8 Zeile von**

unten, beschreibt er den ersten und entscheidenden Schritt seines Vorgehens:

„Vor der Bekanntmache öffentlicher Virus-Sequenzen aus Fällen mit 2019-nCoV, haben wir uns auf Berichte aus den Sozialen Medien verlassen, in denen der Nachweis eines SARS-ähnlichen Virus angekündigt wurde. Deswegen haben wir angenommen, dass ein mit SARS in Verbindung stehendes CoV beim Ausbruch involviert ist."

Zu dieser Zeit lagen keinerlei klinische Daten vor, die Grundlage einer solchen Vermutung hätten sein können.

Auf Seite 2, linke Spalte heißt es:
"Im vorliegenden Fall von 2019-nCoV sind Virusisolate oder Proben von infizierten Patienten der internationalen Gemeinschaft für das öffentliche Gesundheitswesen bisher nicht zugänglich. Wir berichten hier über die Einrichtung und Validierung eines diagnostischen Arbeitsablaufs für das 2019-nCoV-Screening und die spezifische Bestätigung, der in Ermangelung verfügbarer Virusisolate oder Original-Patientenproben entwickelt wurde. Design und Validierung wurden durch die enge genetische Verwandtschaft mit dem SARS-CoV von 2003 ermöglicht und durch den Einsatz der synthetischen Nukleinsäuretechnologie unterstützt."

Ich möchte an dieser Stelle einen sehr wichtigen Punkt anmerken.
Zum SARS-CoV-1 (2003) auf welches sich Drosten in seinem Test für SARS-CoV-2 (2019) bezieht, gibt es massive Probleme.

In der Veröffentlichung im NATURE – Koch´s postulates fulfilled for SARS (2003) virus[7] suggeriert die Überschrift, wie so oft, dass die Koch'schen Postulate erfüllt wurden.
Dort werden 5 maßgebliche Studien angegeben. *(Auch die damalige Studie von Drosten)*.

Allerdings heißt es unter **MAIN** *"According to Koch's postulates, as modified by Rivers for viral diseases, six criteria are required to establish a virus as the cause of a disease"*

Übersetzt: *"Nach den Koch'schen Postulaten, die von Rivers für Viruserkrankungen modifiziert wurden, sind sechs Kriterien erforderlich, um ein Virus als Ursache einer Krankheit zu etablieren"*

Hier wird also klar, es handelt sich nicht um die Koch'schen Postulate, sondern um modifizierte Postulate. Nach dem Analysieren der Studien wird klar, weder die Koch'schen Postulate noch die von River wurden in den Studien eingehalten. Weitere Details hierzu finden Sie auf S. 47 („Führende Corona Forscher geben zu, dass sie keinen wissenschaftlichen Beweis für die Existenz eines Virus haben").

Bereits 2003 wurde ebenfalls SARS-Cov-1 **gedanklich** zu einem Erbgutstrang eines neuen Virus erstellt, bei der Christian Drosten maßgeblich beteiligt war[8], **nur 2 Tage danach** hat Prof. Drosten ein angebliches Testverfahren für dieses gedanklich zusammengesetzte angebliche Virus angeboten[9] *(Eintrag auf Wikipedia vom 29.05.2020)!*
Bis heute ist es den Virologen weder gelungen, aus einem Patienten, einer Fledermaus, einem anderen Tier, noch im Labor ein SARS-Virus nachzuweisen. Die Vermutung der Virologen, dass es auch in Wirklichkeit virale Erbgutstränge gibt, die so aufgebaut sind, wie die aus kurzen Gensequenzen **gedanklich zusammengesetzten Erbgutstränge, konnte bis heute nicht bestätigt werden.**

Wer des Englischen mächtig ist, kann die Tatsache der nur gedanklichen Konstruktion des „Virus-Erbgutstrangs" (Complete genome) in dieser Publikation, an der das RKI maßgeblich beteiligt war, direkt erkennen: „Complete Genome Sequence of a Wild-Type Measles Virus Isolated during the Spring 2013 Epidemic in Germany[10]".

Frau Prof. Mankertz, Ko-Autorin dieser Publikation und Leiterin des Nationalen Referenzinstitutes für Masern, Mumps und Röteln am Robert Koch-Institut (RKI), hat auf Nachfragen behauptet, dass für diese Studie die Kontrollexperimente getätigt wurden, die ausschließen, dass typische zelleigene Bestandteile (Gutachten Nr. 3) als Virusbestandteile fehlgedeutet werden (siehe S. 74; „Gerichtsdokumente bestätigen: Kein wissenschaftlicher Nachweis für die Existenz des Masernvirus“). Sie verweigerte jedoch die Herausgabe der Dokumentation dieser Kontrollversuche. Im Beschwerdeweg antwortete Frau Prof. Mankertz, dass ihr doch keine Kontrollversuche vorliegen und dass ihre Münchner Kollegen diese Kontrollversuche sicherlich durchgeführt und dokumentiert haben. Dr. Stefan Lanka hat alle Autoren und deren Laborleiter angeschrieben und nach den Kontrollexperimenten gefragt, die seit dem Jahr 1998 unbedingt Pflicht sind. Keiner der Angeschriebenen hat geantwortet. Auch die Rektoren der angeschriebenen Institute haben nicht geantwortet und so ist das Beschwerdeverfahren im Sande verlaufen.

Erst am 24.01.2020 und 03.02.2020: Die maßgeblichen Virologen der chinesischen Seuchenbehörde (CCDC) veröffentlichten am 24.01.2020 und am 03.02.2020 ihre Ergebnisse. Sie berichten über die Isolation „vieler“ kurzer Gensequenzen, die gedanklich aneinandergereiht, einen Erbgutstrang eines neuartigen Virus darstellen könnten.

Die Autoren wiesen **ausdrücklich** darauf hin (auch alle anderen beteiligten Virologen bis heute „Stand 01.07.2020“; siehe auch S. 47 „Führende Corona Forscher geben zu, dass sie keinen wissenschaftlichen Beweis für die Existenz eines Virus haben“), dass die **zwingend notwendigen Experimente** noch nicht durchgeführt wurden, die es erlauben würden, zu behaupten, dass es sich tatsächlich um einen Erbgutstrang eines krankmachenden Virus handelt.

Im Gegenteil sogar: Die chinesischen Virologen weisen sogar explizit darauf hin, dass der konstruierte Erbgutstrang bis zu 90 % Ähnlichkeit mit Erbgutsträngen harmloser und seit Jahrzehnten bekannten, behaupteten Corona-Viren in Fledermäusen hat.
So heißt es in der Studie vom **24.01.2020** unter **Discussion** *"**o**ur study does not fulfill Koch's postulates" (Unsere Studie erfüllt nicht die Koch'schen Postulate).*

Am 30.01.2020: wurde der Arzt nach etlichen vorherigen Tests, die immer negativ ausfielen, endlich mit einem Test positiv getestet. Das steigerte die Panik, als der Augenarzt dies der Welt mitteilte[11].

Erkenntnis:
Es stellt sich die alles und entscheidende Frage, ob Prof. Drosten seiner **wissenschaftlichen Pflicht** nachgekommen ist, die Bestandteil seines Arbeitsvertrages[12] *(§2 "Grundsätze Guter Wissenschaftlicher Praxis")* ist, selbst und konsequent alle Behauptungen in seiner Publikation über das von ihm entwickelte Nachweisverfahren und seinen darauf basierenden öffentlichen Aussagen zu überprüfen.

Die Antwort ist ein klares NEIN

Aufgrund dieser zentralen wissenschaftlichen Pflicht ergeben sich drei zentrale Fragen:

1. *Hat Prof. Drosten überprüft, ob die Gen-Sequenzen, die Grundlage seines Testverfahrens sind und die er von chinesischen Virologen zur Verfügung gestellt bekommen hat, tatsächlich Sequenzen sind, die aus einem Virus stammen?*

2. *Hat Prof. Drosten die in der Wissenschaft zwingend vorgeschriebenen Kontrollexperimente durchgeführt, die beweisen, ob die von ihm verwendeten Sequenzen tatsächlich aus einem Virus stammen? Hat er die Kontrollexperimente durchgeführt, ob die von ihm verwendeten Sequenzen, die er dem neuen Virus zuschreibt, in Wirklichkeit nicht Sequenzen sind, die in jedem Stoffwechsel entstehen, vielleicht sogar in Pflanzen, wie z.B. in tansanischen Papayas (Früchten) oder die im Stoffwechsel bei Erkrankungen vermehrt entstehen? Schauen Sie sich hierzu das Video des Präsidenten von Tansania auf YouTube*[49] *an. Falls dieses gelöscht wurde, besteht die Möglichkeit bei „Reuters" den Bericht zu lesen; siehe Quelle 50.*

3. *Aufgrund welcher Annahmen, Experimente und Kontrollversuche kann Prof. Drosten behaupten, dass mit seinem Testverfahren, mit dem er nur Teilbereiche von zwei Genen aus dem Genom von insgesamt zehn Genen des Corona-Virus nachweist, ein ganzes, aktives und krankheiterzeugendes Virus nachgewiesen wird? Und nicht nur Bruchstücke eines Virus*[13]*, nach einem angenommenen erfolgreichen Kampf des Immunsystems oder die Anwesenheit von defekten oder unvollständigen oder harmlosen Viren in unserer Erbsubstanz, die typisch sind und 50% (Aussage der Virologin Prof. Karin Mölling) der Genmassen unserer Chromosomen ausmachen*[14]*?*

Anmerkung zu Karin Mölling: Was Frau Mölling nicht weiß, oder verschweigt, ist die Tatsache, dass der Stoffwechsel ständig eine große Menge an RNA-Gen-Sequenzen beliebiger Zusammensetzung hervorbringt, die nicht in Form von DNA-Sequenzen in den Chromosomen auftauchen. Diese Tatsache stellt die Existenz-Behauptungen aller RNA-Viren, wie z.B. Corona-Viren, Ebola-Virus, HIV, Masern-Virus und die SARS-Viren in Frage. Diese Tatsache ist auch Grundlage, warum mit Kontrollexperimenten nicht nur die Corona-Krise, sondern die Angst und Fehlbehandlung durch die gesamte Virologie der angeblichen Krankheitsviren sofort beendet wird.

Zusammengefasst beantwortet: Durch die chronologischen Abläufe und dem ersichtlichen Handeln daraus werden die Fragen eindeutig beantwortet. "Prof. Drosten" ist diesen Fragen nicht nachgekommen. Er und seine Mitarbeiter haben aufgrund von Berichten in den sozialen Medien angenommen, dass beim behaupteten Ausbruch einer atypischen Lungenentzündung ein mit SARS in Verbindung stehendes Corona-Virus involviert sein könne. Zu dieser Zeit lagen keinerlei klinische Daten vor, die Grundlage einer solchen Vermutung hätten sein können. Für die weiteren Schritte, die er vorgenommen hat, die den Betrug aufzeigen, bitte ich Sie die kostenlose Ausgabe von Dr. Stefan Lanka zu lesen: WissenSchafft-Plus „Fehldeutung Virus Teil 2"; Seite 7, 8 und 9.

Detaillierte Informationen zu den PCR-Tests, finden Sie demnächst in weiteren Buchbänden („Die Zeitzeugen").

Prof. Christian Drosten wurde von Dr. Stefan Lanka angezeigt

Prof. Drosten ist der Hauptverantwortliche dafür, dass Menschen auf der ganzen Welt, mittels der Behauptung einer erweislich falschen Tatsache, unter Lebensbedingungen gestellt wurden und immer noch gesetzt werden, die im Völkerstrafgesetzbuch (VStGB) als Verbrechen gegen die Menschlichkeit definiert sind.
Der § 7 Völkerstrafgesetzbuch (VStGB) definiert in (1) als „Verbrechen gegen die Menschlichkeit": „Wer im Rahmen eines ausgedehnten oder systematischen Angriffs gegen eine Zivilbevölkerung"

2. *„in der Absicht, eine Bevölkerung ganz oder teilweise zu zerstören, diese oder Teile hiervon unter Lebensbedingungen stellt, die geeignet sind, deren Zerstörung ganz oder teilweise herbeizuführen,"*

5. *„einen Menschen, der sich in seinem Gewahrsam oder in sonstiger Weise unter seiner Kontrolle befindet, foltert, indem er ihm erhebliche*

körperliche oder seelische Schäden oder Leiden zufügt, die nicht lediglich Folge völkerrechtlich zulässiger Sanktionen sind,"

8. *„einem anderen Menschen schwere körperliche oder seelische Schäden, insbesondere der in § 226 des Strafgesetzbuches bezeichneten Art, zufügt,"*

Prof. Drosten weiß, dass er mit seinem Test, selbst unter der Voraussetzung, dass tatsächlich ein SARS-CoV-2-Virus existieren würde und bewiesen sei, dass es pathogene Eigenschaften hat
– wobei bis zum heutigen Tage die beteiligten Virologen darauf hinweisen, dass diese Beweise noch nicht erbracht wurden (sic!) -,
a. kein intaktes, infektionsfähiges Virus nachweisen kann, sondern allenfalls Bruchstücke, die dem Virus zugeschrieben werden;
b. nicht zwischen körpereigenen oder körperfremden Substanzen unterscheiden kann.

Da Dr. Stefan Lanka in seinem Artikel „Fehldeutung Virus Teil II" („Anfang und Ende der Corona-Krise; Prof. Christian Drosten verlässt sich auf Modelle derer, die ständig komplett falsch lagen.") alle wichtigen Details fixiert hat, bitte ich Sie an dieser Stelle das WissenSchafftPlus-Magazin und den Newsletter vom 13. Juni 2020 zu lesen. Diesen finden Sie unter Quelle 15.

Das Imperial College in London hatte eine Modellierung veröffentlicht, also eine Hochrechnung oder Prognose, ganz vereinfacht gesagt, wie es mit Infektionszahlen und Todesfällen weitergeht, welche Maßnahmen nötig sind, am Beispiel von Großbritannien und den USA. Da stehen gewaltige potenzielle Sterberaten im Raum. Schon bei über 60-Jährigen soll mehr als jeder vierte Infizierte auf der Intensivstation landen.

Wie beurteilte Drosten diese Rechnung[16]?

"Ja, ich kann jetzt nicht sagen, wie meine Kollegen die beurteilen, denn diese Studie ist so neu, dass kaum jemand bis jetzt überhaupt Zeit hatte, die ganz zu lesen und zu verstehen. Aber ich halte das auch für eine sehr wichtige Studie. Das ist wahrscheinlich auch eine der Studien, die aktuell hinter den Entscheidungen der Politik in Großbritannien gestanden haben. Aber auch da ist es jetzt so wie bei uns, man hat sich lange mit Wissenschaftlern beraten, und diese Wissenschaftler haben auch versucht, sehr differenzierte Daten zu liefern. Aber irgendwann wurde dann eben doch eine politische Entscheidung getroffen, und das ist auch richtig so. Wir müssen jetzt einfach politische Entscheidungen haben, wo gesagt wird, besser jetzt was machen, als irgendeine Gelegenheit zu verpassen – und dann lieber mal wissenschaftlich nachbewerten, wie man nachsteuern kann, die Maßnahmen."

Die Frage, die man sich stellen muss, ist, wenn er die Studie nicht mal wirklich lesen konnte und wie ich gleich aufzeigen werde, einer der Verantwortlichen "Neil Ferguson" auch Mr. Genius genannt, mit all seinen vorherigen Pandemie-Modellierungen komplett daneben lag, wieso hat er [Drosten] und andere [Regierungen] sich dann auf so etwas verlassen?

Kommen wir zu Niel Ferguson

Der britische Corona-Mittelsmann Neil Ferguson, gesehen und doch nicht beobachtet!

Durch sein Institut am Londoner Imperial College hat er großen Einfluss auf die Weltbevölkerung. Er selbst wird Mr. Genius genannt, wenn es um die Projektion von Computermodellen von Epidemien geht.

Dem Business-Insider[17] zufolge:

"warnte Fergusons Team Boris Johnson, dass die Suche nach 'Herdenimmunität' [Menschen in Großbritannien ihr Leben in der freien Natur leben zu lassen] 510.000 Menschenleben kosten könnte, was eine abrupte Kehrtwende [massive nationale Abriegelung in Großbritannien] zur Folge hätte... Seine Simulationen waren auch in anderen Ländern einflussreich und wurden von Behörden in den USA, Deutschland und Frankreich zitiert".

Diese Länder nutzten das Modell Fergusons als Vorbild und setzten dieses um.

Durch die Anweisung *"siehe Quelle Business-Insider"* kam es in etlichen Ländern zum Lockdown und dadurch zu einer wirtschaftlichen Verwüstung!

Schauen wir uns also NEIL Fergusons Erfolgsbilanz an, die in dem Business-Insider-Beitrag dargelegt wird:

"Ferguson war 2008 Mitbegründer des MRC-Zentrums für globale Analyse von Infektionskrankheiten mit Sitz in Imperial. Es ist das führende Gremium, das nationale Regierungen bei Ausbrüchen von Krankheitserregern berät."

...

"Sie erhält von der Bill & Melinda Gates Foundation jährliche Mittel in Höhe von mehreren zehn Millionen Dollar, arbeitet mit dem britischen National Health Service und den US-Zentren für die Prävention und Kontrolle von Krankheiten (CDC) zusammen und hat die Aufgabe, die Weltgesundheitsorganisation mit einer 'raschen Analyse dringender Probleme im Bereich der Infektionskrankheiten´ zu versorgen." Macht es bei Ihnen Klick?

- *Das Geld von Gates geht an Neil Ferguson.*
- *Gates fordert und fördert Impfstoffe und noch mehr Impfstoffe.*
- *Gates will einen COVID-Impfstoff, bevor alle Aspekte der planetarischen Abriegelung enden. Natürlich ruinieren die Abriegelungen bereits die Wirtschaft der Erde.*

Ich brauche nicht zu erwähnen, dass Bill Gates, auch in den Mainstream-Medien bereits bekannt, der heimliche Chef[18] der WHO ist...
Niel Ferguson liefert der US-Seuchenbehörde (CDC) und der WHO eine erschreckende Computerprojektion der COVID-Todesfälle. Ferguson gibt damit eine Begründung für den Gates-Impfstoffplan ab. Die CDC und die WHO handeln auf der Grundlage dessen, was Gates will, **wie Ferguson es ausdrückt.** Da schließt sich der Kreis.
Die nationalen Regierungen kapitulieren vor der WHO und der CDC. Sie führen einen LOCKDOWN ein!

Und jetzt kommts!
"Michael Thrusfield, Professor für Veterinärepidemiologie an der Universität Edinburgh, sagte dem Blatt, er habe ein 'Déjà-vu', nachdem er das [Ferguson] Imperial-Papier [über COVID] gelesen hatte, dass Ferguson für die exzessive Keulung von Tieren während des Ausbruchs der Maul- und Klauenseuche 2001 verantwortlich sei."
...

"Ferguson warnte damals die Regierung, dass 150.000 Menschen sterben könnten. 6 Millionen Tiere wurden vorsichtshalber geschlachtet, was das Land Milliarden an landwirtschaftlichen Einnahmen kostete. Am Ende starben 200 Menschen."
...
"In ähnlicher Weise wurde Niel Ferguson beschuldigt, Panik zu erzeugen, indem er die mögliche Zahl der Todesopfer während des Vogelgrippeausbruchs 2005 überschätzte. Ferguson schätzte, dass 200 Millionen

Menschen sterben könnten. Die tatsächliche Zahl lag im unteren Hunderterbereich".

Dieser Mann lag also nachweislich immer falsch und hat unfassbare Panik durch seine Computermodelle, welche nichts mit der Realität zu tun hatten, verbreitet. Aber genau diesem Mann folgt Prof. Drosten auf dem Fuße!

"2009 sagte eines von Fergusons Modellen voraus, dass 65.000 Menschen an dem Ausbruch der Schweinegrippe in Großbritannien sterben könnten - die endgültige Zahl lag unter 500."

Sie müssen sich also fragen, warum sollte jemand glauben, was Ferguson in diesem COVID-Trubel vorhergesagt hat?

Sind seine Expertenkollegen und oder die Präsidenten/Premierminister so „dumm"?

Vermutlich sind es einige von ihnen, andere wiederum wissen es, trauen sich aber nichts zu sagen *(das erleben wir derzeit von vielen Anwälten und Ärzten),* einige sind verwickelt und wollen dadurch neue Strukturen schaffen, die Volkswirtschaften zerstören und uns in eine neue Weltordnung[19] führen.
Er hat die Geschichte, ganz in ein Computermodell gekleidet, komponiert von einem Mann mit einer Vergangenheit voller erbärmlicher und verheerender Misserfolge.
Neil Ferguson ist der Geist in der Maschine. Die Maschine ist die Weltgesundheitsorganisation und die CDC. Der Mann hinter dem Geist ist Bill Gates.

Wie es der Zufall so wollte, kommt dann am 05.05.2020 die Meldung, dass der Regierungswissenschaftler Neil Ferguson zurücktritt[20].

Es sind nicht nur die Verstrickungen der immer wiederkehrenden gleichen Leute, die mir Sorgen bereiten, sondern auch die völlige Ignorierung fehlerhafter Vergangenheit. Es ist nicht so, als würden die Verantwortlichen das nicht wissen. Mit all den Erkenntnissen, die uns heute bekannt sind, kann man nicht mehr von Unwissenheit sprechen, sondern muss von voller Absicht ausgehen.

Prof. Drosten und der Schweinegrippeskandal

Ich möchte nicht den kompletten Schweinegrippenskandal hier anführen, dazu kann man sich bereits unter anderem die hervorragende Doku auf Arte („Profiteure der Angst“[21]) und den Artikel von Rubikon („Schweinegrippe 2.0“[22]) durchlesen.

Ich möchte eine Aussage Drostens aus „Profiteure der Angst“ wiedergeben, die von Raphael-Viaveto (Post Mi., 25. März 2020, 13:38[23]) so passend beantwortet wurde, dass ich dieser Beschreibung zu 100% zustimme. Besser hätte man es nicht ausdrücken können (siehe weiter unten).

Es lohnt sich, den gesamten Film („Profiteure der Angst“) anzusehen, aber ganz besonders hat mich ein spezieller Interview-Beitrag zunächst stark erheitert, dann das Schaudern gelehrt. Ein Virologe kam zu Wort, der darüber sprach, wie Viren sich verändern sollen (**ab min. 27:30**).

O-Ton: *"Man könnte sagen, dieses Virus könnte sich bestimmte Gensegmente von sehr gefährlichen anderen Viren aneignen, z. B. von Vogelgrippeviren, und dann zu einem sehr gefährlichen Virus werden. Aber auch da, immer, muss man sagen mit Vorsicht: Das jetzige Virus ist eigentlich schon sehr, sehr erfolgreich und man fragt sich, was denn so ein Virus davon hätte. Denn so ein plötzlicher Mutationssprung geht fast immer damit einher, dass es dem Virus, zumindest für eine Zeit, schlechter geht als vorher. Denn das Virus will ja nicht Menschen töten, das Virus will einfach existieren. Das kann es besonders gut, wenn seine Wirte sich unauffällig weiterhin in ihrer sozialen Umgebung bewegen, also eben nicht schwer krank sind."*

Ich bin ob der blanken Lächerlichkeit und dem dahintersteckenden quasireligiösen, mittelalterlichen Dämonenglauben vor Lachen fast zusammengebrochen. Dann wollte ich mir doch noch mal ansehen, wer da einen solchen Blödsinn quasselt. Und zu meinem schnell aufkommenden Entsetzen handelte es sich tatsächlich um Prof. Christian Drosten, der den jetzigen Corona-PCR-Test entwickelt hat und als Mitentdecker der putzigen Coronaviren bekannt ist.
Der Glaube, der hinter diesen Aussagen steckt, ist für mich von einer beinahe unbegreiflichen, kindlichen Ignoranz geprägt. Dem angeblichen Virus, also einer schlichten Membranhülle mit RNA-Inhalt, werden ein Wille und die Fähigkeit, Entscheidungen zu treffen, unterstellt!! Es wird unterstellt, das Virus könne willentlich, wenn es ihm schlecht geht (was auch immer das bedeuten mag; wie geht es einer membranumhüllten RNA schlecht?), einen Mutationssprung machen (nichts von wegen "zufällige Mutationen", das Virus entscheidet, wann es mutiert)!! Das Virus soll einen Überlebensinstinkt besitzen (es will nicht töten, sondern existieren)!!

Eine solch abgrundtief alberne Vermenschlichung kann man nicht einmal mehr als unwissenschaftlich bezeichnen. Das ist reinster vorwissenschaftlicher, infantiler Geisterglaube. Es ist nach den vielen, vielen Jahren, in denen ich mich mit dem Schwachsinn beschäftigt habe, der als moderne Wissenschaft ausgegeben wird, nicht einfach, mich mit unsinnigen Aussagen zu überraschen, oder gar zu schockieren. Aber diese Darstellung, verbunden mit der Position, die dieser Mann heute innehat, entsetzt mich tatsächlich. Es ist das Mark und Bein erschütternde Dümmste, das ich in den letzten zehn Jahren aus Akademikermunde gehört habe. Aber da wird einem einiges hinsichtlich der Virologie klar.

Interessante Fakten zu Prof. Christian Drosten

1. Drosten rief schon bei der Schweinegrippe vorschnell dazu auf sich impfen zu lassen[24].

2. Der Impfstoff Pandemrix den Drosten 2009 vorschnell ohne Daten forderte, stellte sich als Katastrophe dar, sowohl für die Arzneisicherheit *(zahllose Geimpfte erkrankten durch die Impfung an Narkolepsie – siehe PEI, vom 28.11.2016[25] oder WDR[26]), als auch für* die Staatshaushalte *(es musste für hunderte von Millionen Euro eingekaufter Impfstoff vernichtet werden).*

   [Auf einer fiktiven Rangliste, wer sich als Politikberater zur Einschätzung von epidemischen Risiken zu damit zusammenhängenden Impfstoffen in der Medizingeschichte vollständig disqualifiziert hätte, kommt nach dieser unstrittigen pole position *(Drosten)* mit großem Abstand niemand mehr...]

3. Drosten fordert: „Wir müssen Regularien für Impfstoffe außer Kraft setzen[27]“. Es ist eigentlich unfassbar, wie jemand, der 2009 durch seine komplett falsche Einschätzung zum Impfstoff, heute sogar noch fordert, dass die Regularien außer Kraft gesetzt werden sollen. Ich bin wirklich fassungslos!

4. „Drostens faschistoide Fantasien[28]“
   Ein kurzer Auszug: „Und die Frage nach der Freiwilligkeit der App beantworten die Autoren der britischen Studie irritierend: natürlich müsse diese App freiwillig sein, so wie in China halt, da war die App "not compulsory but was required to move between quarters and into public spaces and public transport" [nicht verpflichtend, aber Bedingung, um sich zwischen Stadtteilen oder in öffentlichen Räumen bewegen oder öffentliche Transportmittel benutzen zu können]. Ein für Autoren einer demokratischen

Gesellschaft zutiefst verstörendes Verständnis von "nicht verpflichtend"...
Die Tatsache, dass der de facto Exklusivberater der Bundesregierung in der Diskussion über die Nutzung von Apps in der Pandemie hier nicht unüberhörbar warnend seine Stimme erhebt und eine Lanze für die ja existierende datensparsame und Menschenrechte achtende Alternative bricht, sondern über das chinesisch inspirierte britische Modell sogar noch hinaus fantasiert von faschistoiden Überwachungs- und Isolationsstrategien, die in den Händen von künstlicher Intelligenz und Algorithmen liegen, disqualifiziert Christian Drosten einmal mehr als Berater einer demokratisch legitimierten Regierung, deren Handeln sich auf der freiheitlich-demokratischen Grundordnung bewegen muss.

5. Zusammenarbeit[29] der Bill & Melinda Gates Stiftung mit Lothar Wieler (RKI) und Christian Drosten (Berliner Charité).

6. Obwohl die vielen Nebenwirkungen von mRNA-Impfstoffen bekannt sind, sowie die massiven Nebenwirkungen von Nanopartikeln (dies können Sie z.B. im Spiegel[30] oder bei mdr[31] oder Vlad Georgescu[32] nachlesen; siehe hierzu die jeweilige angegebene Quelle), welche in den Impfstoffen[33] vorhanden sind, kommt Drosten mit den folgenden Worten daher „Genbasierte Impfstoffe haben Potential[4]“

7. Im Rahmen der NDR-Podcast-Serie „Das Coronavirus-Update mit Christian Drosten“ spricht Christian Drosten, der Institutsleiter der Charité und Virologe über die Coronakrise.
André Barmettler, Herausgeber der Express Zeitung, hört etwas genauer hin und findet einen angehenden Verkäufer vor, der dem in Angst versetzten Volk seine einzige Lösung vorlegt, jedoch nicht, ohne sich in Widersprüchen zu verrennen und sich

üblen Verkaufstricks, wie zum Beispiel der Hegel'schen Dialektik zu bedienen. Hören Sie bitte genau zu, was der „Star-Virologe" von sich gibt! Den Podcast finden Sie unter der Quelle: 34.

8. Der Virologe Drosten über seinen Test[35]: Ich zitiere: *"Klar: Gegen Ende des Verlaufs ist die PCR mal positiv und mal negativ. Da spielt der Zufall mit. Wenn man Patienten 2 x negativ testet und als geheilt entlässt, kann es zu Hause durchaus noch mal zu positiven Testergebnissen kommen. Das ist deswegen noch längst keine Reinfektion."*

9. Drosten hat immer wieder Panik verbreitet: „es wird sehr, sehr schlimm[36]" oder Drosten warnt vor gefährlichen Hintergrund Effekten[37], auch vor einer zweiten Welle[38] wird gewarnt, obwohl es noch keine erste gab. „Das macht ein bisschen Angst[39] - Corona-Mutation"? Drosten wagt beunruhigende Prognosen. Wie wir heute wissen, gab es zu keinem Zeitpunkt eine Gefahr.

10. Drosten und die Kinder-Zahlen mit einem Ziel... – 30.04.2020[40]:

    Wer im Vorfeld - wie Drosten hier - klare Fragestellungen öffentlich formuliert und die Ergebnisse wissenschaftlicher Untersuchungen dann so, drücken wir es vorsichtig aus: einseitig interpretiert und als Virologe erneut politische Forderungen in wissenschaftlichen Arbeiten nicht einmal versteckt ("Based on these results, we have to caution against an unlimited re-opening of schools and kindergartens in the present situation" - Jones 2020; Übersetzt: Basierend auf diesen Ergebnissen, müssen wir davor warnen, in der aktuellen Situation, die Kindergärten und Schulen ohne Beschränkungen wieder zu eröffnen) formuliert, disqualifiziert sich (einmal mehr) als unvoreingenommener Berater einer demokratischen Regierung.

Ergänzung: Fragwürdige Methoden – Drosten-Studie über ansteckende Kinder grob falsch[41]

11. Cambridge-Statistiker: „Drosten-Studie zurückziehen, Fehler eingestehen[42]“ (27.05.2020). In die Reihe namhafter Epidemiologen und Statistiker, die teilweise scharfe Kritik an der Studie von Chefcoroniker Drosten zur behaupteten Infektiosität von Kindern üben, reiht sich jetzt der renommierte Statistiker und Risikoforscher David Spiegelhalter von der Universität Cambridge ein.

12. Nachdem Prof. Drosten bereits mit etlichen Zeitschriften, BILD, Spiegel etc. im Gerangel steckte, kam es auch zur Auseinandersetzung zwischen Alexander Kekulé (Direktor des Instituts für Medizinische Mikrobiologie) und Drosten. Kekulé: *„Die Statistik neu zu berechnen, kann die aktuelle Arbeit nicht retten[43]“*, darauf twitterte Drosten[44]:*"Kekulé macht Stimmung. Seine Darstellung ist tendenziös. Er kennt unsere Daten nicht und zitiert falsch. Kekulé selbst könnte man nicht kritisieren, dazu müsste er erstmal etwas publizieren." Sie sehen also wie es hier zugeht. Es gleicht einem Kasperletheater.* **All das passiert, obwohl es keinen Nachweis[45] für SARS-CoV-2 gibt.**

13. Jan Fleischhauer über die Diva von der Charité – 08.06.2020[46]: „Der unfehlbare Dr. Drosten: Für den Habeck der Medizin gelten ganz eigene Regeln“.

14. Nach all den Dreistigkeiten und falschen Aussagen, die zu gesundheitlichen Schäden geführt haben, greift Drosten allen Ernstes seine „Kollegen“ an[47] (siehe hierzu auch „Der Tagespiegel“; siehe Quelle: 48).

Quellenangabe

Der Wissenschaftsbetrug durch Prof. Christian Drosten

1 https://www.sueddeutsche.de/medien/coronavirus-drosten-wimmer-maybrit-illner-spahn-1.4823651

2 https://www.rubikon.news/artikel/der-goldjunge

3 https://www.eurosurveillance.org/content/10.2807/1560-7917.ES.2020.25.3.2000045

4 https://www.medica.de/de/News/Archiv/Diagnostika_erster_Test_f%C3%BCr_neuartiges_Coronavirus_entwickelt

5 Amtliches Mitteilungsblatt Charité – Universitätsmedizin Berlin; 29.03.2018; Nr. 208

6 https://www.eurosurveillance.org/content/10.2807/1560-7917.ES.2020.25.3.2000045

7 https://www.nature.com/articles/423240a

8 https://kenfm.de/von-der-verantwortung-eines-virologen/

9 https://de.wikipedia.org/wiki/Schweres_akutes_Atemwegssyndrom

10 https://edoc.rki.de/handle/176904/1876

11 https://www.medicinenet.com/script/main/art.asp?articlekey=228250

12 Amtliches Mitteilungsblatt Charité Universitätsmedizin Berlin; 29.03.2018; Nr. 208

13 Siehe hierzu: „Corona_Fakten"; „PCR: Ein DNA-Test wird zum Manipulationsinstrument"

14 https://www.nzz.ch/international/virologin-karin-moelling-wir-kommen-bisher-glimpflich-davon-ld.1552286

15 http://wissenschafftplus.de/cms/de/newsletter-archiv

16 https://www.ndr.de/nachrichten/info/16-Coronavirus-Update-Wir-brauchen-Abkuerzungen-bei-der-Impfstoffzulassung,podcastcoronavirus140.html

17 https://www.businessinsider.com/neil-ferguson-transformed-uk-covid-response-oxford-challenge-imperial-model-2020-4

18 https://www.zeit.de/zustimmung?url=https%3A%2F%2Fwww.zeit.de%2Fwissen%2Fgesundheit%2F2017-03%2Fwho-unabhaengigkeit-bill-gates-film

19 https://www.t-online.de/nachrichten/ausland/internationale-politik/id_85133976/weltwirtschaftsforum-in-davos-angela-merkel-plaediert-fuer-neue-weltordnung.html

20 https://www.telegraph.co.uk/news/2020/05/05/exclusive-government-scientist-neil-ferguson-resigns-breaking/

21 https://www.youtube.com/watch?v=0mlim_sQsRI

22 https://www.rubikon.news/artikel/schweinegrippe-2-0

23 http://www.viaveto.de/forum/viewtopic.php?f=22&t=66

24 https://www.sueddeutsche.de/wissen/schweinegrippe-die-welle-hat-begonnen-1.140006

25 https://www.pei.de/DE/newsroom/veroffentlichungen-arzneimittel/sicherheitsinformationen-human/narkolepsie/narkolepsie-studien-europa.html?nn=11245740#literatur

26 https://www.youtube.com/watch?v=tdy1TGVLTQE

27 https://www.handelsblatt.com/politik/international/sars-impfstoffe-virologe-drosten-wir-muessen-regularien-fuer-impfstoffe-ausser-kraft-setzen/25657800.html?ticket=ST-5203237-nBe5SH2a5JqVHmy4CbYW-ap1

28 https://impf-info.de/82-coronoia/323-coronoia_drostens_1984.html#drostens-faschistoide-fantasien

29 https://www.rubikon.news/artikel/was-verschweigt-uns-die-regierung

30 https://www.spiegel.de/wissenschaft/mensch/gesundheitsrisiko-umweltbundesamt-warnt-vor-nanotechnologie-a-656362.html

31 https://www.mdr.de/wissen/mensch-alltag/krebs-durch-nanopartikel-102.html

32 https://web.archive.org/web/20091205012114/http://news.doccheck.com:80/de/article/174082-nanopartikel-niedliche-kleine-killer

33 https://www.ndr.de/nachrichten/info/26-Coronavirus-Update-Genbasierte-Impfstoffe-haben-Potential,podcastcoronavirus170.html

34 https://www.youtube.com/watch?v=m_S-56qILKM

35 https://twitter.com/c_drosten/status/1249800091164192771

36 https://www.sueddeutsche.de/medien/coronavirus-drosten-wimmer-maybrit-illner-spahn-1.4823651

37 https://www.focus.de/gesundheit/news/virus-ausbreitung-unter-der-decke-der-massnahmen-unerwartete-infektionswelle-droht-drosten-warnt-vor-gefaehrlichen-hintergrundeffekten_id_11902763.html

38 https://www.rnd.de/gesundheit/kommt-die-zweite-welle-kekule-und-drosten-befurchten-erneuten-virus-anstieg-LDBUO225CJAB3PB33W5CBOQ64E.html

39 https://www.kreiszeitung.de/deutschland/corona-mutation-deutschland-christian-drosten-virologe-studie-kinder-infizierte-gefahr-prognose-zr-13782124.html

40 https://www.impf-info.de/die-impfentscheidung/die-diskussion-%C3%BCber-die-impfpflicht/82-coronoia/314-coronoia.html#drosten_kinder

41 https://www.bild.de/politik/inland/politik-inland/fragwuerdige-methoden-drosten-studie-ueber-ansteckende-kinder-grob-falsch-70862170.bild.html

42 https://impf-info.de/82-coronoia/314-coronoia.html#spiegelhalter2

43 https://www.tagesspiegel.de/wissen/drosten-studie-zur-ansteckung-von-kindern-die-statistik-neu-zu-berechnen-kann-die-aktuelle-arbeit-nicht-retten/25866488.html

44 https://twitter.com/c_drosten/status/1265858395564847104

45 siehe S. 47; „Führende Corona Forscher geben zu, dass sie keinen wissenschaftlichen Beweis für die Existenz eines Virus haben".

46 https://www.focus.de/politik/deutschland/schwarzer-kanal/die-focus-kolumne-von-jan-fleischhauer-der-unfehlbare-dr-drosten-fuer-den-habeck-der-medizin-gelten-ganz-eigene-regeln_id_12071595.html

47 https://www.facebook.com/bmg.bund/videos/1656682247831862/

48 https://www.tagesspiegel.de/politik/fake-news-ueber-das-coronavirus-drosten-und-ueber-100-aerzte-warnen-vor-luegen-pandemie/25810040.html?utm_referrer=https%3A%2F%2Fwww.google.com%2F

49 https://www.youtube.com/watch?v=wKRcPFk3v9k

50 https://www.reuters.com/article/us-health-coronavirus-tanzania/president-queries-tanzania-coronavirus-kits-after-goat-test-idUSKBN22F0KF

Wie erkennt man „unzureichende“ Publikationen und falsche Virenbilder?

Corona_Fakten, August 18, 2020

In diesem Kapitel möchte ich meinen Lesern die Möglichkeit geben, Publikationen zu entlarven, die die Behauptung aufstellen, es wäre ein neuartiges Virus entdeckt worden. Oder die eine Abbildung von Viren präsentieren, bei der es sich angeblich um ein neuartiges Virus handelt.
Jeder sollte mit etwas Einarbeitung selbständig in der Lage sein, diese wissenschaftlichen Studien zu lesen und auch verstehen zu können. Jeder kann leicht anhand einiger weniger Merkmale herausfinden, ob ein vorgelegtes Virenbild echt sein kann, sprich, ob es vielleicht wichtige Merkmale vermissen lässt oder auch nur „seltsam“ erscheint. Damit Sie in Zukunft zügiger abschätzen können, ob es sich hierbei wirklich um eine Arbeit handelt, die den für wissenschaftliches Arbeiten notwendigen und verpflichtenden Kriterien genügt, werde ich Ihnen zur Unterstützung hier ein paar Fakten erklären.

Keines der EM-Aufnahmen (Elektronenmikroskopische Aufnahmen) zu SARS-CoV-2[1] zeigt ein Virus in Reinkultur, allein aus dieser Tatsache ergibt sich die Missachtung des 1. Koch'schen Postulats. Auch alle Publikationen zum Masernvirus zeigen keinen wissenschaftlichen Nachweis für ein krankmachendes Virus[2].

Genauso verhält es sich auch beim SARS-CoV-1 *(2003).* Die Virologie hatte sich aus guten Gründen 1951 selbst aufgegeben, als sie die notwendigen Kontrollexperimente noch durchführten, die heute nicht mehr gemacht werden. Warum eigentlich nicht, ach ja, es wäre zu teuer, laut dem Gutachter Prof. Podbielski[3] und dass, obwohl doch die Pharma-Industrie Milliardenbeträge umsetzt, aber wem erzähle ich das...

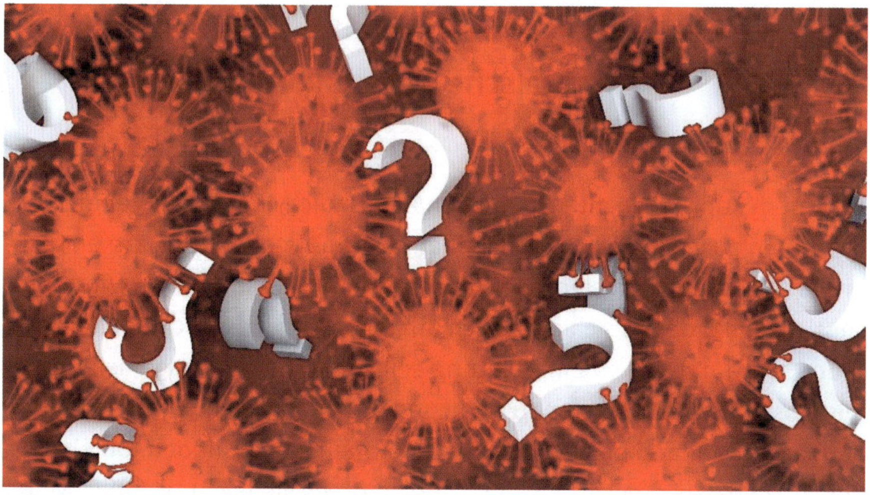

Abb. 15

In der Tat gibt es in der gesamten wissenschaftlichen Literatur keine einzige Publikation, in der für Viren in der Medizin die Erfüllung auch nur des 1. Kochschen Postulates behauptet wird. In der also der Beweis geführt wird, dass in Menschen mit bestimmten Krankheiten die dafür verantwortlich gemachten Viren gesehen und isoliert worden sind. Nichtsdestotrotz wird dies von den verantwortlichen Behörden und von den Virologen gegenüber der Öffentlichkeit behauptet. Einige Beispiele dafür finden Sie in den folgenden Kapiteln (die Artikel sind auch kostenlos über die Quellen 4, 5, 6 und 7 einsehbar):

1. Gerichtsprotokolle bestätigen: Kein wissenschaftlicher Nachweis für die Existenz des Masernvirus[4]; siehe S. 74.
2. Alle führenden Wissenschaftler bestätigen: COVID-19 existiert nicht[5]; siehe S. 47.
3. Corona_Fakten & Samuel Eckert widerlegen Correctiv zum Masernprozess[6].
4. Bürgeranfragen (Teil 1): RKI gibt seine Ahnungslosigkeit offen zu[7].

Zur Erinnerung, was waren noch gleich die vier Koch'schen Postulate:

1. *Der behauptete Erreger (das Virus) muss in einem „erkrankten" Individuum nachgewiesen und isoliert (vereinzelt) worden sein.*
2. *Dieser isolierte Erreger muss dann in Reinform gezüchtet bzw. vermehrt werden können.*
3. *Der nun nachgezüchtete und vermehrte Erreger muss in einem „gesunden" Individuum exakt die Krankheitssymptome verursachen, wie die, die bei einem „erkrankten" Individuum beobachtet wurden.*
4. *Der Erreger ist nur dann nachgewiesen und als Erreger klassifiziert, wenn er in dem damit „neu infizierten" Individuum erneut und gemäß dem 1. Postulat nachgewiesen wurde. Beide „Erreger" müssen identisch sein.*

Die Virenisolation

In einer Virusisolation müssen die [behaupteten] Viren aus den Zellen, Körperflüssigkeiten oder Zellkulturen separiert und von allen Verunreinigungen befreit werden. Dies ist der erste Schritt in der Virusisolation und aus zweierlei Gründen sehr einfach.

1. *Viren weisen im Gegensatz zu lebenden Zellen, je nach Art immer die gleiche Größe und Form auf. Sie können anhand ihrer Dichte und/oder ihrer Sedimentationseigenschaften leicht von anderen zellulären Bestandteilen getrennt und somit sicher isoliert werden.*
2. *Seit langem gibt es geeignete Flüssigkeiten, wie z.B. aus Silikon-Kügelchen, die keine osmotischen Kräfte ausüben und die Virus-Partikel in der Isolation intakt lassen.*

Zur Darstellung werden die isolierten Viren im Elektronenmikroskop fotografiert und müssen dann exakt so aussehen, wie die Partikel, die in

den Zellen, Körperflüssigkeiten oder Zellkulturen beobachtet wurden. Denn oftmals findet man auch Partikel, die eine gewisse Ähnlichkeit mit Viren aufweisen, aber anderer Natur sind.
Weiterhin müssen die Eiweiße des Virus, welche die Hülle bilden und die genetische Substanz umgeben, im elektrischen Feld ihrer Größe nach aufgetrennt und fotografiert werden. Das gleiche gilt für die genetische Substanz der Viren, die aus RNA oder DNA bestehen, die Eiweiße werden aufgetrennt und können so fotografiert werden.
Sind diese drei ersten Schritte dokumentiert und unterscheidet sich das untersuchte Virus tatsächlich in der Zusammensetzung seiner Bestandteile und der genetischen Substanz von anderen bekannten Viren, kann man von einem neuartigen Virus sprechen.

Frage: *Demnach spielt es überhaupt keine Rolle, woher das Virus isoliert wurde, aus Körperflüssigkeiten, Zellkulturen, Plasma oder Serum. Demnach sieht man einem isolierten, von allen Verunreinigungen befreiten Virus nicht an, woher es stammt?*
Antwort: Richtig.

Ein guter Zusammenschnitt, bei dem aufgezeigt wird, wie leicht zu erkennen ist, dass kein isoliertes Virus vorliegt und die anderen Postulate nicht eingehalten werden, zeigt das Video von Dr. Stefan Lanka: „Krankmachende Viren und Pandemien sind Wissenschaftsbetrug“[8]. Dieses Video finden Sie unter der Quelle: 8.

Wie geht man allerdings bei den behaupteten RNA-Viren vor?
Es werden nur zelleigene RNA-Moleküle aus dem Überstand von Zellkulturen für die Konstruktion, ja, sie haben richtig gelesen, eine Konstruktion, ein künstliches Modell des viralen Genoms, verwendet. Die Isolation einer viralen Struktur und daraus des viralen Genoms findet nicht statt. Die Konstruktion des ca. 30.000 Nukleotide langen Genoms für SARS-

CoV-2 findet anhand von Nukleotid-Bruchteilen statt, anstelle von einer max. Länge von 150 Nukleotiden.

Es werden also sehr kurze Sequenzen „isoliert“, die selbst keinerlei Aussage zulassen, gerade so, als würde man einige Krümel eines ganzen Kuchens in der Hand halten. Diese sehr kurzen Sequenzen (Krümel 😊) werden lediglich anhand eines Alignments (einer Ausrichtung) an z. B. der Genomsequenz von SARS-CoV-1 aus dem Jahr 2003 ausgerichtet und gedanklich im Computer zu einem vollständigen „neuen“ Erbgutstrang (Genom) zusammengesetzt bzw. errechnet.

Wenn nun aber die Menge der vorliegenden kurzen Sequenzen nicht ausreicht, ein Genom zu konstruieren, werden diese fehlenden Sequenzen auf biochemischem Wege erzeugt oder sogar frei erfunden.

Noch nie gelang es irgendjemandem, die komplette Nukleinsäure des behaupteten SARS-CoV-2 als Ganzes zu isolieren, geschweige denn sichtbar zu machen. Es handelt sich hier allesamt lediglich um mithilfe von Computern erschaffene Modelle.

Jedem muss aufgrund dieser Umstände klarwerden, dass so niemand den Nachweis eines neuen - oder wie ebenfalls behauptet wird „infektiösen“ - Erregers erbracht haben kann.

Da die Beteiligten leider unter dem Zwangsdenken leiden, dass Viren existieren müssen, weil die "herrschende Meinung in der Biologie/Medizin" keine alternativen Erklärungen für die Phänomene anbieten kann, die den Viren zugesprochen werden, bemerken sie ihr extrem unwissenschaftliches Handeln und die damit einhergehende Selbst- und Fremd-Täuschung nicht.

Eigentlich würde man erwarten, dass jeder normal sterbliche Wissenschaftler anhand einer Publikation zum Nachweis eines Virus die Isolation im eigenen Labor nochmalig durchführen kann. Stattdessen benennen die Publikationen zum Nachweis des Mumps- oder Masernvirus noch nicht einmal die Schritte zur Virenisolation oder Charakterisierung. Beim

Masernvirus liegen die Größen-Angaben zwischen 120 und 1000 Nanometern. Selbst hier scheint keine Einigkeit vorzuliegen.

Wer des Englischen mächtig ist, kann die Tatsache der nur gedanklichen Konstruktion des „Virus-Erbgutstrangs" (Complete genome) in dieser Publikation direkt erkennen, an der das RKI maßgeblich beteiligt war: *„Complete Genome Sequence of a Wild-Type Measles Virus Isolated during the Spring 2013 Epidemic in Germany"*. Sie finden diese Publikation auf der RKI-Seite[9], siehe Quelle: 9.

Kommentare zu den Fotos der als isoliert behaupteten Viren

Wann sagt ein Bild nichts über dessen Existenz aus und kann nur als unwissenschaftlich oder sogar Betrugsversuch gedeutet werden?

- *Wenn keine wissenschaftliche Publikation vorliegt, in der mindestens ausgesagt und beschrieben ist, dass ein Virus gesehen wurde und* ***wie und woher*** *das Virus isoliert worden ist. Diese Publikationen für die Viren, die von der Medizin behauptet werden, gibt es nicht und können deswegen auch nicht zitiert werden.*

- *Wenn Fotos eingefärbt sind. Dies ist der Beweis, dass Designer am Werk waren, denn elektronenmikroskopische Fotos erscheinen immer schwarzweiß.*

- *Z.B. zeigen die sogenannten HIV-, Masern- und Pocken-Viren-Bilder klar, wie die Bildunterschriften schon selbst aussagen, dass es sich um Zellen handelt, in denen sich Viren befinden sollen. Es wurde also nichts isoliert.*

Bitte schauen Sie sich jetzt noch einmal die Bilder auf der S. 40 und S. 41 an (Abb. 4 und 5). Sie finden die Bilder auch unter der Quelleangabe auf der S. 46 im Internet.

In den Kopien, zum Beispiel der Mumps- und Masern-Viren finden sich nur Hinweise auf Übertragungsversuche auf Affen (1934), die Züchtung und Isolierung der Viren auf dem Brutei (1945) und Zellkulturen (1954 und 1955), aber keine Zitate einer Virenisolation sind zu finden. Wobei in den Publikationen von 1945, 1954 und 1955 kein einziger Schritt einer Isolation und Charakterisierung behauptet und dokumentiert wird.

• Bei den Aufnahmen der isoliert aussehenden Polio-Viren (siehe Abb. 16) handelt es sich um künstliche, durch Ansaugen einer künstlich hergestellten Masse durch ein sehr feines Filter ins Vakuum erzeugte Teilchen, deren fehlende Strukturmerkmale im Vergleich mit den sogenannten Polio-Viren deutlich werden, die sich in den Zellen befinden. Der absichtliche Betrug wird hier besonders offensichtlich. Anzumerken ist, dass eine biochemische Charakterisierung dieser als isoliert behaupteten Viren nirgendwo publiziert zu finden sind.

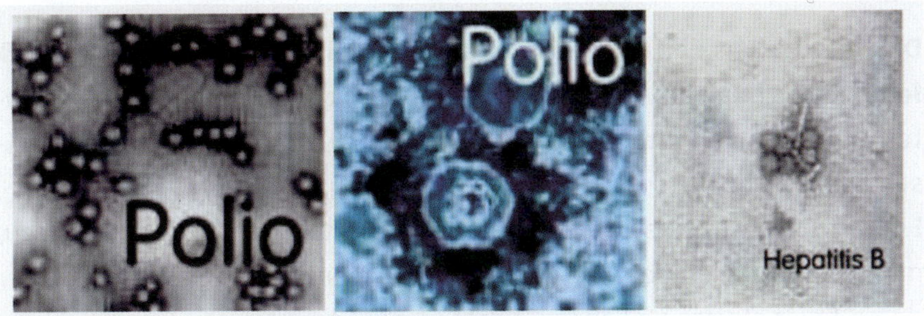

Abb. 16

Das Foto mit den Hepatitis-B-Viren zeigt keine isolierten Strukturen, sondern ein Agglutinat. Darunter versteht der Wissenschaftler zusammengeklumpte Eiweiße aus dem Blut, wie sie z.B. bei Gerinnungsvorgängen typisch sind. Typischerweise entstehen dabei runde und je nach Zustand der Blutprobe auch kristalline Strukturen.

Gehen Sie einmal auf die Suche und versuchen eine Publikation zu finden, in der eine isolierte in Reinkultur gezeigte Aufnahme für Hepatitis B dargestellt ist! Sie werden sich wundern...

Zusammenfassend muss gesagt werden, dass es sich bei diesen Fotos um gezielten Betrugsversuch der beteiligten Behörden, Forscher und Mediziner handelt, wenn diese behaupten, dass es sich bei diesen Strukturen um Viren, zudem um isolierte Viren handelt. Inwieweit die beteiligten Journalisten und Lehrbuchautoren absichtlich oder nur grob fahrlässig an diesem Betrug mitarbeiten, entzieht sich meiner Kenntnis. Jede Person, die beginnt zu recherchieren, stößt in der medizinischen Literatur unweigerlich sehr schnell auf entsprechende Aussagen und Hinweise, dass das 1. Kochsche Postulat[10] bei Viren nicht erfüllt werden kann (siehe auch z.B. Klaus Großgebauer: Eine kurze Geschichte der Mikroben, 1997, Verlag für angewandte Wissenschaft). Keinem Verantwortlichen, der hier auch nur überprüfte, kann dies verborgen geblieben sein.

Die Auszüge aus den Lehrbüchern am Beispiel von Porstmann, Collier & John, Fields et al. etc., die immer wieder von den medizinischen Instituten angegeben werden, beantworten die Frage nach den Virusnachweisen nicht:
Ein Lehrbuch ist keine wissenschaftliche Arbeit, sondern dient u.a. dazu, die Literaturstellen über die wissenschaftlichen Arbeiten zu finden, über deren Erkenntnisse im Lehrbuch referiert wird.
Die Hinweise auf Literaturangaben zu wissenschaftlichen Publikationen über die Isolation und Charakterisierung der besagten Viren fehlen in diesen Lehrbüchern.
Diejenigen "Viren" *(Das Wort Virus ist falsch besetzt)*, die existieren und nachgewiesen wurden, über deren Isolation und Charakterisierung es wissenschaftliche Publikationen gibt, z.B. die Viren der Bakterien *(Phagen genannt)* und das Ectocarpus siliculosus "Virus", das Dr. Stefan Lanka

isoliert und publiziert hatte, werden in der Tat nirgendwo als krankheitsverursachend dargestellt[11].

Es ist offensichtlich, dass zur weiteren Aufrechterhaltung des durch Robert Koch 1882, im politischen Auftrage – mittels wissenschaftlichen Betruges – entwickelten Dogmas von der Übertragbarkeit von Krankheiten durch Mikroben die Viren erfunden werden mussten. Es wurde nämlich klar, dass Bakterien nur in Leichen, also unter Sauerstoffabschluss gefährliche Gifte erzeugen können. Also mussten im Lichtmikroskop unsichtbare Erreger postuliert werden, die auch im lebenden Organismus Gifte produzieren: Und Virus heißt Gift. Doch diese wurden bis heute nicht nachgewiesen.
Weiterführende Informationen dazu finden Sie unter anderem in der Broschüre[12]: „Gibt es Beweise für krankmachende Viren? Kommentar zu den als isoliert behaupteten Viren“ von Dr. Stefan Lanka. Die Literatur finden Sie unter der Quelle 12.

Nur weil man sagt, in einer Publikation wurde das Virus isoliert, trifft das keineswegs zu. Liest man die Publikationen, wird klar, dass das Wort Isolation von Virologen missbraucht wird und nichts mit der wirklichen Isolierung zu tun hat. Virologen töten im Labor unbemerkt Gewebe.

Die Virologen benutzen das Wort „Isolation“ nicht im Sinne des Wortes Isolation und werden verdächtig nervös, wenn sie darauf angesprochen werden. Sie verstehen unter „Isolation“ die Erzeugung eines Effektes im Labor, den sie gleichzeitig als

a) *Infektion.*
b) *Beweis für die Anwesenheit eines Virus.*
c) *Beweis für dessen Vermehrung.*
d) *Beweis für die Zerstörungskraft des angenommenen Virus deuten.*

In Wirklichkeit töten sie unbemerkt und unbewusst Gewebe und Zellen im Labor - durch Verhungern und Vergiften.

Die Erklärung, warum Sie die Isolation - die Punkte b), c) und d) - gleichzeitig als bestätigt behaupten, beruht auf dem „cytopathischen Effekt". Siehe hierzu auch S. 24.

Dieses Resultat vieler gewaltsamer und irrsinniger Schritte wird als zentraler Beweis für die „Anwesenheit, Isolation, Vermehrung etc. des vermuteten Virus gedeutet. Die Beteiligten behaupten dann, dass ihnen die Kultivierung des Virus gelungen sei.
Weiterführende Informationen finden Sie auch unter Quelle 13 („Die Wurzel"; Ausgabe 2/2020).

Im Masernprozess wurde das Gutachten (Quelle[14]; siehe auch S. 74) durch Lanka eingebracht, bei dem das Labor bestätigt hat, dass dieser Effekt durch Chemikalien/Antibiotika verursacht wird und nicht durch ein behauptetes Virus.

Auch in der Publikation von Bech, V. & von Magnus, P. (1958) Studies on measles virus in monkey kidney tissue cultures. Acta Pathologica Microbiologica Scandinavica 42(1):75-85 wird beschrieben, dass der cytopathische Effekt nicht masernspezifisch ist, sondern durch andere Faktoren hervorgerufen wird.
So heißt es in der Publikation auf S.80:
„cytopathic changes similar to those caused by measles virus may be observed also in uninoculated cultures of monkey kidney tissue (Fig. 4-5). These changes are probably caused by virus-like agents, so called ‚foamy agents', which seem to be frequently present in kidney cells from apparently healthy monkeys"

Übersetzt:
"Cytopathische Veränderungen ähnlich denen, die durch das Masernvirus verursacht werden, können auch in nicht geimpften Kulturen von Affennierengewebe beobachtet werden (Abb. 4-5). Diese Veränderungen werden wahrscheinlich durch virusähnliche Erreger, so genannte 'schaumige Erreger', verursacht, die offenbar häufig in Nierenzellen von scheinbar gesunden Affen vorhanden sind".

Dieser Satz ist bemerkenswert, weist er doch auf die Unspezifität genau der pathologischen Veränderungen hin, die als Ausgangspunkt für den optischen Beleg einer Infektion in der ersten Publikation von Enders & Peebles gedient hat.

Die Zugabe von Antibiotika führt auch zur Exosomenbildung beim absterbenden Gewebe. Bekannt ist, dass genau diese Bildung nicht von Viren unterschieden werden kann.

Ein weiterer Aspekt, den ich benennen möchte, ist, dass in der Wissenschaft die Erkenntnis existiert, dass die Zugabe von Antibiotika Exosome *(RNA-Sequenzen)* entstehen lässt, welche vorher nicht vorhanden waren[15]; (siehe hierzu auch Quelle 16).

Exosome können laut Aussagen von Wissenschaftlern nicht von *behaupteten* Viren unterschieden werden[17]. Allein diese Tatsache, erzwingt das Durchführen von Negativkontrollen, was in allen Viren-studien bis heute seltsamerweise immer wieder vergessen wird oder absichtlich ignoriert wird. Bereits 1951 gab sich die Virologie auf, als die notwendigen Kontrollexperimente noch durchgeführt wurden. Wenn Sie sich näher mit diesem Thema beschäftigen möchten, empfehle ich Ihnen die Lektüre von Prof. Karlheinz Lüdtke, Max-Planck-Institut für Wissenschaftsgeschichte, Frühgeschichte der Virologie (Sonderdruck 125, 89 Seiten, 1999; i.K.), zu lesen[18]:

Diese Lektüre ist dadurch so wichtig, weil sie aufzeigt, wie wichtig Kontrollexperimente sind, um zu erkennen, dass man falsch lag. Darin wird aufgezeigt, dass bis 1953 jedem Virologen und der Wissenschaftsgemeinschaft klar und bekannt war, dass alle Bestandteile, die bis dato als Bestandteile von Viren gedeutet wurden, sich **durch Kontrollversuche** als Bestandteile von abgestorbenen Geweben und Zellen entpuppten. Darum ist es so wichtig immer wieder auf die fehlenden Kontrollexperimente der vorgelegten Publikationen zu pochen.

Beinhaltet die Publikation die notwendigen Kontrollexperimente, die 1998 durch die DFG kodifiziert worden sind?

Seit 1998[19] sind die Regeln für wissenschaftliches Arbeiten durch die DFG verbindlich kodifiziert. Das RKI hat sich an diese Regeln zu halten[20]!

In Deutschland sind seit 1998 alle Wissenschaftler und Institutionen, die staatliche Forschungsgelder erhalten, bei ihrer Arbeit und bei der Erstellung von Gutachten verpflichtet, dieses geniale, logische und einfache Regelwerk einzuhalten.

Zentral für jede neue eingeführte Methode, die wissenschaftliche Erkenntnisse erbringen soll, ist Folgendes:

„Kontrollversuche mit ebenso vollständiger Offenlegung des Versuchsaufbaus sind zentraler Bestandteil der wissenschaftlichen Methodik, um angewandte Methoden zu verifizieren und Störfaktoren auszuschließen.“

"Publikationen ohne dokumentierte Durchführung von Kontrollversuchen dürfen nicht als wissenschaftlich ausgegeben werden."

Die alleinige und einzige Basis der gesamten Virologie seit 1953 ist die durch Prof. Enders 1954 veröffentlichte Vermutung, dass das Sterben von Zellen im Reagenzglas einen Beweis für das Wirken von Viren oder das von unbekannten Faktoren darstellen könnte. Nur durch den Nobelpreis Ende 1954 wurde aus diesen sich selbst widerlegenden Spekulationen eine wissenschaftliche Tatsache: „Es sind Viren, wenn Zellen

sterben.“ Da er keinerlei Kontrollversuche durchführte, ist Enders und allen seinen Nachfolgern bis heute nicht aufgefallen, dass Verhungern und Vergiften die Ursache des Todes von Zellen im Reagenzglas ist und nicht vermutete Viren.
Diese Tatsache habe ich unter anderem in meinen beiden wichtigen Artikeln dargelegt:

1. **Gerichtsdokumente bestätigen: Kein wissenschaftlicher Nachweis für die Existenz des Masernvirus[21] – siehe S. 74.**
2. **Corona_Fakten & Samuel Eckert widerlegen Correctiv zum Masernprozess[22] – siehe Quelle 22 (demnächst auch in Buchform).**

Wissenschaftliche Regeln und Vorgaben
Übereinstimmend wird im Regelwerk festgestellt, dass wissenschaftliche Arbeit auf Grundprinzipien beruht, die in allen Ländern und in allen wissenschaftlichen Disziplinen gleich sind. Gute wissenschaftliche Praxis setzt Folgendes voraus (die Aufzählung ist nicht vollständig):

A. „lege artis“ („Vorschriftsmäßig zu arbeiten“) zu arbeiten. Die Untersuchungen sind auf dem neuesten Stand der Forschung durchzuführen, was Kenntnis und Verwertung des aktuellen Schrifttums, die Anwendung angemessener Methoden und neuester Erkenntnisse erfordert.

B. Redlichkeit. Aufgabe des Wissenschaftlers ist es, Ergebnisse konsequent zu kontrollieren und anzuzweifeln, wobei auch Befunde anderer darzustellen sind, sowie die Ergebnisse und Hypothesen in Frage zu stellen. Kontrollversuche mit ebenso vollständiger Offenlegung des Versuchsaufbaus sind zentraler Bestandteil der Stellungnahme von Dr. Stefan Lanka zum Gutachten von Prof. Dr. Dr. Podbielski vom 17.11.2014 im Prozess Dr. Bardens/Dr. Lanka, Landgericht Ravensburg, Az: 4 O 346/13; erstellt am 2.2.2015 – die Stellungnahme finden Sie auf der Internetseite WissenSchafftPlus im Blog.

C. Qualitätssicherung ist wichtiges Merkmal wissenschaftlicher Redlichkeit. Bei der Veröffentlichung von Ergebnissen sind Methoden, Arbeitsschritte und Ergebnisse exakt zu beschreiben, wobei Wiedergabe der Erkenntnisse und Interpretation klar zu unterscheiden sind. Dabei müssen Befunde, die die eigenen Hypothesen verwerfen und Befunde und Ideen anderer Wissenschaftler mitgeteilt werden, sowie relevante Publikationen anderer Autoren und Konkurrenten angemessen zitiert werden.

Wissenschaftliches Fehlverhalten ergibt sich aus Verletzung dieser dreien und anderer Kriterien, sowie Falschangaben durch Unterdrückung relevanter Belege, Quellen und Texte über unerwünschte Ergebnisse, ohne dass dies offengelegt wird.
Mitverantwortung für wissenschaftliches Fehlverhalten ergibt sich aus Mitwissen um Fälschungen anderer, Beteiligung am Fehlverhalten anderer, Mitautorenschaft an fälschungsbehafteten Veröffentlichungen, grober Vernachlässigung der Aufsichtspflichten und anderes, wobei rechtliche Konsequenzen, besonders bei Straftaten gegen das Leben und Körperverletzungen zu ziehen sind.

Was bedeutet das?

Liegen die notwendigen Kontrollexperimente nicht vor, kann und darf die Publikation nicht als wissenschaftlich bezeichnet werden. Genau dieses Fehlverhalten führte und verstärkte die Fehlentwicklung innerhalb der Virologie. Man fehldeutete unter anderem Prozesse beim Absterben von Gewebe und Zellen im Reagenzglas als Anwesenheit von Viren und bemerkte diesen Irrtum nicht. Hätten die Verantwortlichen die notwendigen Kontrollexperimente durchgeführt, wäre ihnen dieses sofort aufgefallen. Eine gute Analyse dieser Problematik finden Sie unter Quelle 23 (Prof. Harald Walach – Was ist eine „wissenschaftliche Tatsache“? Ein kleines Fallbeispiel: Der „Masernprozess“):

Grausame Tierversuche sind es, die für den Virologen im besten Fall zu „ähnlichen" Symptomen führen!

Es ist gängige Praxis, dass Virologen immer wieder versuchen, Symptome regelrecht zu erzwingen. Sie bedienen sich hierfür grausamster Tierversuche. Angefangen bei Louis Pasteur, der widerwärtige Tierquälereien unternahm, um seinen Beweis für Ansteckung zu erbringen, der aber gar nicht existiert hatte. Das wurde etliche Male widerlegt.

Aber auch heutzutage zieht man immer wieder seltsame Tierversuche heran, um eine Infektiösität zu behaupten. Egal, ob mithilfe von Hühnerembryonen oder durch grausamste Misshandlungen von Äffchen.

Bei den ersteren wird direkt ins Ei eine Substanz gespritzt, was selbst entweder zu Symptomen oder gar zum Absterben führt. Das erscheint nicht sonderlich verwunderlich, denn wenn man Fremdstoffe in ein Hühnerembryo injiziert, muss man kein Hellseher sein, um einen negativen Effekt vorauszusagen. Man hätte genauso gut jede beliebige Flüssigkeit verwenden können, es hätte zum gleichen Ergebnis geführt. Wie wir aber bereits erfahren mussten, sind die wichtigen Kontrollexperimente nicht gern gesehen ...

Was ist mit den Affen? Diese werden fixiert, während man sie mit Betäubungsmitteln ruhigstellt. Daraufhin schiebt man ihnen Schläuche durch Nase und Mund in die Lunge. Nicht nur, dass diese Vorgehensweise völlig unethisch ist, nein dazu gesellt sich noch der Umstand, dass genau das Medikament die Symptome verursacht, die einem imaginären Virus angelastet werden. Doch dies ist den guten Herren egal, es müssen ja schließlich weiterhin Forschungsgelder fließen.

Ganz nebenbei gesagt, hier wurde versucht, die Infektiösität von SARS Cov 1 nachzuweisen – und die Affen zeigten nicht die typischen, erwarteten Symptome, wie z. B. Husten, sondern nur die Nebenwirkung des Betäubungsmittels. Auch hier ist sonnenklar – es fehlt ein Kontrollexperiment: Sprich, wie verhalten sich Affen, die nur betäubt und fixiert, aber

nicht dem sogenannten Virus ausgesetzt werden, sondern einer anderen Substanz?
Diese behauptete nachgewiesene Infektiösität des Virus eröffnet nun den Pharmaunternehmen die Chance, einen Impfstoff zu entwickeln, um die Bevölkerung vor diesem tödlichen Virus zu schützen.

Bitte lesen Sie hierzu folgende Seiten:
1. Influenza A virus isolation, culture and identification[24] (Sie finden die Internet-Seite unter der Quelle 24).
2. Das Rotterdamer Affen-Experiment (SARS)[25]; Express Zeitung (Ausgabe 32, Mai 2020; S. 66-69); siehe S. 204, „SARS: Corona-Virus erster Akt".

Fassen wir nun zum Mitschreiben die wesentlichen Fragen zusammen, die durch eine wissenschaftliche Publikation, die einen Virus nachweist, beantwortet werden müssen:

1. Wurden alle Koch'schen Postulate eingehalten?
2. Wurde ein Alignment durchgeführt, welches nur ein Konstrukt, sprich ein Modell eines Virus ist?
3. Wurden die notwendigen Kontrollexperimente durchgeführt, damit unter anderem ausgeschlossen werden kann, dass die Ursache für das Absterben von Gewebe sich nicht im Versuchsaufbau selbst findet?
4. Wurden alle Kriterien eingehalten, die die Deutsche Forschungsgemeinschaft vorgibt?
5. Zeigen die Virenbilder wirklich Strukturen, die in isolierter Form vorliegen und vor allem, wird eine wissenschaftliche Studie zu der Abbildung des Virus angegeben, in der die anderen hier genannten Kriterien alle ordnungsgemäß erfüllt wurden?

6. Ein Virenbild allein ohne die Einhaltung des 3. Koch'schen Postulats kann nicht als krankmachend behauptet werden.
7. Sind es die grausamen Tierversuche, die im „besten“ Fall zu „ähnlichen“ Symptomen führen und mitnichten ein behauptetes krankmachendes Virus?

Versuchen wir nun, diese Fragen für das sogenannte SARS CoV 2 Virus zu beantworten, so scheitern wir bereits an der Erfüllung des ersten Koch'schen Postulats: Es gibt KEINE einzige Publikation, in der beschrieben ist, dass ein ganzes und intaktes Virus, das gleichzeitig infektiös sein soll, isoliert werden konnte.

Hans Tolzin hat ein Preisgeld von 100 000 Euro[26] für den Nachweis der Existenz des Virus ausgesetzt – dieses wurde bisher von niemandem beansprucht, auch noch nicht von Herrn Professor Drosten. Ich vermute, ihm gefallen die wissenschaftlichen Kriterien nicht.
Milliarden an tödlichen Tierversuchen und Milliarden an menschlichen Opfern waren und sind immer noch die Konsequenz der historischen Betrugstat eines Robert Koch und all derjenigen, die sich absichtlich und fahrlässig am Impfen beteiligen und dieses unterstützen. Inklusive derjenigen, die es gut gemeint haben.

Eine kleine Randnotiz!
Ich wiederhole nochmals, dass Robert Koch und die Mitarbeiter, Prof. Rush, Prof. Max von Pettenkofer, Prof. Virchow u.a. durch Versuche und die Einhaltung der Henle-Koch'schen Postulate[27] gezeigt haben, dass durch Übertragung von Bakterien, dem vermuteten Contagium vivum („Infektion“) experimentell niemals eine Krankheit, geschweige denn die gleiche Krankheit ausgelöst werden konnte.

Und so hat Robert Koch das 3. Postulat seines Lehrers, des deutschen Anatomen Jakob Henle, abgeschafft, so dass zur Beweisführung der

Behauptung der Krankheitserzeugung, sprich der Infektiösität eines Bakteriums, nur die Erzeugung eines "ähnlichen Symptoms" im Tierversuch ausreiche, um eine Infektiösität zu behaupten (nachzulesen in der Schrift von Klaus Großgebauer: Eine kurze Geschichte der Mikroben).

So wundert es auch nicht, dass Prof. Alfred Fischer in seinem Buch "Vorlesungen über Bakterien" (1897!) zusammenfassend schreibt: „Dass wie bei allen Infektionskrankheiten zu der Einführung der Bakterien auch noch das unbekannte Etwas der individuellen Prädisposition hinzukommen muss, versteht sich von selbst."

Abschließend muss gesagt werden, dass die Vorlagen von Publikationen über die Existenz und Charakterisierung von Viren, die aus der Zeit vor 1970 stammen, als Betrugsversuch zu werten sind, da die Biochemie erst in den Siebzigern die Techniken entwickelte, um den Beweis für die Existenz von Viren, die Isolation der Viren und die anschließende Charakterisierung der Eiweiße und Nukleinsäuren bewerkstelligen zu können. Das weiß jeder Wissenschaftler, jeder Mediziner und jede Person, die sich ernsthaft mit diesem Thema beschäftigen.
Das weiß sogar die Welt-Gesundheits-Organisation (WHO), die in Bezug auf die Anfrage nach dem Beweis der Pockenviren korrekt antwortete: 1971, als sich die WHO auf die Kriterien zum Nachweis der Pockenviren einigte, waren die biochemischen Nachweisverfahren noch nicht ausgereift. Man einigte sich auf biologische Kriterien:
DIE POCKENMORPHOLOGIE; DER CHORIOALLANTOIS-MEMBRAM, DES SICH ENTWICKELNDEN HÜHNEREMBRYOS!

Das bedeutet nichts anderes als das Fleckigwerden, das Blasigwerden und das Absterben besagter Membran, das gleichgesetzt wird mit der Existenz der Pockenviren UND als Symptom der Pocken im Tierversuch! Besagte Membran ist die äußerste, der Schalenhaut anliegenden

dreischichtigen Haut des bebrüteten Hühnereies, die dem Embryo unter anderem als Atmungsorgan dient.
Hier ist kein weiterer Kommentar nötig.

Milliarden an tödlichen Tierversuchen[28] und Milliarden an menschlichen Opfern waren und sind immer noch die Konsequenz der Betrugstat von Robert Koch und all derjenigen, die sich absichtlich und fahrlässig am Impfen beteiligen und dieses stützen. Inklusive derjenigen, die es gut gemeint haben[29]. Siehe hierzu auch Quelle: 29 („Gibt es Beweise für krankmachende Viren? Kommentar zu den als isoliert behaupteten Viren“ von Dr. Stefan Lanka).

Quellenangabe

Wie erkennt man „unzureichende" Publikationen und falsche Virenbilder?

1 siehe hierzu Kapitel „Führende Corona Forscher geben zu, dass sie keinen wissenschaftlichen Beweis für die Existenz eines Virus haben". In diesem Kapitel sind die Quellen benannt.

2 siehe hierzu Kapitel „Gerichtsdokumente bestätigen: Kein wissenschaftlicher Nachweis für die Existenz des Masernvirus". In diesem Kapitel sind die Quellen benannt.

3 https://www.youtube.com/watch?v=Fjh7mN22dYo

4 https://telegra.ph/Gerichtsprotokolle-best%C3%A4tigen-Es-existiert-kein-wissenschaftlicher-Nachweis-f%C3%BCr-das-Masernvirus-07-06

5 https://telegra.ph/Alle-f%C3%BChrenden-Wissenschaftler-best%C3%A4tigen-COVID-19-existiert-nicht-07-03

6 https://telegra.ph/Correctiv-verheimlicht-ma%C3%9Fgebliche-Fakten-zum-Masernprozess-07-31

7 https://telegra.ph/B%C3%BCrgeranfragen-RKI-gibt-Ihre-Ahnungslosigkeit-offen-zu-08-12

8 https://t.me/Corona_Fakten/245

9 https://edoc.rki.de/handle/176904/1876

10 https://impfen-nein-danke.de/betrug-robert-koch/

11 https://telegra.ph/%C3%BCber-die-Viruskirche-07-07

12 https://archive.org/details/dr.-stefan-lanka-die-impfluege/page/n1/mode/2up

13 https://www.extremnews.com/berichte/gesundheit/3cc117cfa2b58fc

14 https://wissenschafftplus.de/blog/de

15 https://de.m.wikipedia.org/wiki/Exosom_(Vesikel)

16 Edit I. Buzás, Robert Horvath, Károly Vékey, László Drahos, Sára Tóth: Antibiotic-induced release of small extracellular vesicles (exosomes) with surface-associated DNA. In: Scientific Reports. Band 7, Nr. 1, 15. August 2017, ISSN 2045-2322, S. 8202, doi:10.1038/s41598-017-08392-1 (nature.com [abgerufen am 31. März 2019]).

17 https://www.ncbi.nlm.nih.gov/pmc/articles/PMC2248418/

18 https://impfen-nein-danke.de/u/P125.pdf

19 https://www.dfg.de/foerderung/grundlagen_rahmenbedingungen/gwp/

20 https://www.rki.de/DE/Content/Forsch/Grundlagen/grundlagen_node.html

21 https://telegra.ph/Gerichtsprotokolle-best%C3%A4tigen-Es-existiert-kein-wissenschaftlicher-Nachweis-f%C3%BCr-das-Masernvirus-07-06

22 https://telegra.ph/Correctiv-verheimlicht-ma%C3%9Fgebliche-Fakten-zum-Masernprozess-07-31

23 https://harald-walach.de/methodenlehre-fuer-anfaenger/17-was-ist-eine-wissenschaftliche-tatsache-ein-kleines-fallbeispiel-der-masernprozess/

24 https://www.nature.com/articles/nprot.2014.180

25 https://t.me/ExpressZeitung/4162

26 https://www.impfkritik.de/pressespiegel/2020032201.html

27 https://impfen-nein-danke.de/betrug-robert-koch/

28 https://impfen-nein-danke.de/tierversuche

29 https://archive.org/details/dr.-stefan-lanka-die-impfluege/page/n1/mode/2up

Die „Wissenschaft“ vom Virus, das einfach nicht nachzuweisen ist

Fassadenkratzer[4]; 16. Juli 2020

„Eine wissenschaftliche Tatsache ist die Übereinkunft, mit dem Denken aufzuhören.“
(Prof. Harald Walach)

Die Welt wird immer wieder mit Meldungen von hochgefährlichen Viren in Angst und Schrecken versetzt, die sich epidemisch ausbreiten und die Ursache schwerer Infektionskrankheiten sein sollen. Doch ist den Menschen gewöhnlich nicht bekannt, und es wird ihnen auch verborgen gehalten, dass die Existenz und krankmachende oder gar tödliche Wirkung dieser angeblichen Erreger nach Aussagen vieler Wissenschaftler nie wirklich nachgewiesen wurden. Es ist eigentlich ungeheuerlich. Sicher ist, dass Pharma-Industrie und Top-Forscher prächtig daran verdienen.
Dem auf den Grund zu gehen, ist von fundamentaler Bedeutung, nicht nur für den einzelnen Patienten, sondern auch für die Gesellschaft, wie die totalitären staatlichen Maßnahmen in der „Corona-Krise“ mit ihren noch längst nicht absehbaren ungeheuren Folgen zeigen. Ein psychologisches Hindernis dafür ist bei den allermeisten Menschen der große Autoritätsstatus, der insbesondere den medizinisch-wissenschaftlichen Forschern und Ärzten eingeräumt wird.
Sie sind in den Augen der Menschen selbstlose höhere Wissende – „Götter in Weiß“

„Dass der aufgeklärte Zivilisationsmensch so fest an die Allmacht der Wissenschaftler glaubt, hat jedoch dazu geführt, dass nach Beweisen für bestimmte Hypothesen oder nach deren Sinnhaftigkeit gar nicht mehr gefragt wird“, schreiben Torsten Engelbrecht und Dr. med. Claus Köhnlein

in ihrem Buch „Virus-Wahn[1]“, mit dem sie eine grundlegende wissenschaftsmethodische Kritik der etablierten Virus-Forschung vorgelegt haben.

Dabei gibt es genügend Aufsehen erregende Fälle von Wissenschaftsbetrug und Verquickung führender Forscher mit den Profitinteressen der Pharmakonzerne, mit denen auch vielfach Politiker und Gesundheitsbehörden verbandelt sind, um wach und kritisch zu werden.

„Genau wie in der Politik und Wirtschaft so werden wir auch in der Forschung mit Betrug bombardiert, getränkt und gepeinigt“, zitieren die Autoren den renommierten Wissenschaftshistoriker Horace Judson und anschließend die Korruptionsschutz-Organisation „Transparency International“ in ihrem Jahresbericht 2006: *„Global gesehen gibt es Korruption auf allen Ebenen des Gesundheitswesens vom Gesundheitsministerium bis zum Patienten – und der kriminellen Fantasie sind kaum Grenzen gesetzt.“* (Engelbrecht/Köhnlein „Virus-Wahn“ S. 11,12)
Man muss kein Mediziner sein, um solche Dinge, sowie die Solidität der wissenschaftlichen Methode medizinischer Forschung beurteilen zu können. Für die Freiheit und Selbstbestimmung des Menschen in einem freiheitlichen Gemeinwesen ist es unbedingt notwendig, jeden ungesunden, blinden Autoritätsglauben abzulegen, was die Anerkennung begründeter Autorität nicht ausschließt. Die Aufforderung des Philosophen Immanuel Kant: *„Habe Mut, dich deines eigenen Verstandes zu bedienen“,* hat noch immer – und in der heutigen medialen Informations- und Manipulationsflut besonders – ihre fundamentale Bedeutung.

Zur wissenschaftlichen Methode
Unser Erkennen hat es stets mit zwei Elementen zu tun: mit dem, was wir durch unsere Sinnesorgane wahrnehmen, und mit Begriffen, mit denen wir die Wahrnehmungen denkend durchdringen. Was auch Objekt unserer Erkenntnis werden soll: Es muss einerseits wahrgenommen und

andererseits denkend erfasst werden. Darauf ist die alltägliche wie die wissenschaftliche Erkenntnis gegründet. Ein Baum als substanzielles Objekt kann nur wahrgenommen, nie aus dem Denken hervorgebracht werden. Der Begriff des Baumes, mit dem wir ihn identifizieren, kann nur gedacht werden; er haftet der Wahrnehmung nicht an. Alle Erkenntnisse erweisen sich so als Verschmelzungsprodukte zweier Elemente, die im Wahrnehmen, Beobachten, und im Denken ihren Ursprung haben.

Bei der Erkenntnis von Krankheiten des Menschen hat man es mit mehreren Wahrnehmungs-Komplexen zu tun: einmal mit dem menschlichen Organismus in seiner hochkomplizierten Funktionsweise und den Krankheitssymptomen, die ein Abweichen vom Gesundheitszustand anzeigen. Aber das genügt noch nicht. Der Organismus besteht nicht isoliert, sondern ist aus Stoffen der äußeren Natur aufgebaut und steht durch Ernährung und Atmung mit ihr in Verbindung. Die Qualität der aufgenommenen Nahrungsmittel und sonstiger Substanzen, sowie die Qualität der Luft sind daher von großer Bedeutung. Auch wird der Organismus durch intensive seelische Erlebnisse, Dauerbelastungen und die Art der Lebensweise mehr oder weniger stark beeinflusst.

Die Krankheitsursachen können also sehr vielfältig sein, und meistens, insbesondere bei schweren Erkrankungen, kommen mehrere, ineinandergreifende Ursachen in Betracht. So hat auch die Menschheit in ihrer ganzen Geschichte das Entstehen von Krankheiten immer aus einer komplexen, ganzheitlichen Sichtweise gesehen und behandelt. Erst in der Mitte des 19. Jahrhunderts gab es durch die moderne Naturwissenschaft einen fundamentalen Paradigmenwechsel. Kausalitätsmuster aus Physik und Chemie, also der anorganischen Natur, wurden einfach auf die organische Natur des lebendigen, beseelten Organismus des Menschen übertragen.

Die Bahn eines geworfenen Steines beschreibt eine Parabel, die genau berechnet werden kann, und die zerbrochene Scheibe als Wirkung ist kausal auf die Ursache des Steinwurfes zurückzuführen. Wird ein

anorganischer Körper erwärmt, vergrößert sich sein Volumen. Das letztere wird durch das erste bestimmt. Ursache und Wirkung gehören beobachtbar der wahrnehmbaren Welt an. Es handelt sich um monokausale Beziehungen.
Schon bei der Pflanze bestimmen aber Größe und Form der Wurzel z. B. nicht die Verhältnisse der Blätter und Blüten. *„Ein Körper, bei dem dies der Fall wäre, wäre nicht ein Organismus, sondern eine Maschine“*, bemerkt Rudolf Steiner in seinen Einleitungen zu Goethes Naturwissenschaftlichen Schriften. Bei einem lebenden Wesen sind die Teile seines Organismus nicht die Folge anderer Teile, sondern die Folge einer im Inneren wirkenden einheitlichen, den Organismus bildenden Kraft. *„Nicht die Gestalt der Wurzel bedingt jene des Stammes und wiederum die Gestalt von diesem jene des Blattes usw., sondern alle diese Formen sind bedingt durch ein über ihnen Stehendes, welches selbst nicht wieder sinnlich-anschaulicher Form ist; sie sind wohl füreinander da, nicht aber durcheinander. Sie bedingen sich nicht untereinander, sondern sind alle bedingt von einem anderen.*[2]*“*

Wieviel komplexer noch ist dies in einem menschlichen Organismus. Krankhafte Funktionsstörungen sind ein komplexes Geschehen. Doch die Übernahme anorganischer Denkmuster, dass ganz spezielle chemische oder physikalische Phänomene ganz bestimmte Ursachen haben, hatte den Glauben zur Folge, auch im Menschen seien ganz bestimmte, spezifische Leiden durch ganz spezifische Faktoren bedingt - und könnten mit ganz speziellen chemischen Heilmitteln oder Pillen erfolgreich bekämpft werden, schreiben die Autoren von „Virus-Wahn“.

„Damit war der Grundstein gelegt für die Pillenmedizin, die für die in der zweiten Hälfte des 19. Jahrhunderts aufstrebenden Pharmafirmen finanziell äußerst lukrativ werden sollte.“
„Entscheidend geformt wurde dieses monokausale und eindimensionale Denkmodell durch die Mikrobiologie, deren Aufstieg Ende des 19.

Jahrhunderts begann und die ganz bestimmte (spezifische!) Mikroorganismen (Viren, Bakterien, Pilze) zur Ursache von ganz bestimmten Krankheiten erklärte, darunter von Massenleiden wie Cholera oder Tuberkulose. Die Begründer dieser so genannten Mikroben-Theorie, die Forscher Louis Pasteur und Robert Koch, stiegen noch zu Lebzeiten in den Olymp auf."

Und so sei mit der Mikroben-Theorie der *„Markstein gelegt für die Grundformel der modernen Biomedizin mit ihrem monokausal-mikrobiellen Ansatz und ihrer Suche nach den Wunderpillen, den ´Magic Bullets`:* ***Eine Krankheit, eine Ursache, ein Heilmittel****"*, so der amerikanische Soziologieprofessor Steven Epstein. (S. 17)

Bakterien

Bakteriologen sind sich einig, dass ohne Bakterien menschliches Leben gar nicht möglich wäre. Schon wenige Stunden nach der Geburt sind alle Schleimhäute eines Neugeborenen von Bakterien besiedelt, die wichtige Schutzfunktionen erfüllen. Ohne die Kolonien von Milliarden von Keimen könnte der Mensch nicht überleben. Sie werden über die Ernährung und den Atem aufgenommen. Nur ein ganz geringer Teil unserer Bakterien sei überhaupt erst entdeckt, schreiben die Autoren (S. 32). Allein im menschlichen Verdauungstrakt seien die Forscher auf rund 100 Billionen Mikroorganismen gestoßen. Von der Qualität der Bakterien und dem Bakteriengleichgewicht hänge vieles ab.

Die Qualität des Nährbodens im menschlichen Organismus bestimmt die Qualität der Bakterien. *„Eine Bakterien- genau wie eine Pilzkultur besteht folglich nicht einfach aus Bakterien oder Pilzen, sondern es gehört immer ein Nährboden dazu. Und je nach (Giftigkeit von einem) Nährboden gibt es verschiedene Keime."* So sagte der bedeutende französische Mediziner Claude Bernard: *„Die Mikrobe ist nichts, der Nährboden ist alles."*

Es ist immer ihre Umwelt, die die Mikroben gedeihen lässt. *„Die Keime erzeugen also nicht direkt die Krankheit. Vielmehr ist es offenbar so, dass die körperlich erzeugte Krise die Bakterie zum Wachsen bringt, indem die entsprechenden Bedingungen geschaffen werden, in denen eigentlich harmlose Bakterien zu giftigen und zum Beispiel Eiter erzeugenden Mikroorganismen mutieren.* (Anmerkung vom Verlag: Seit der Entdeckung der „Biologie nach Hamer"/der Universalbiologie wissen wir, dass z.B. Eiter erzeugende Mikroorganismen zum Ablauf eines notwendigen biologischen Prozesses gehören. Wäre es für die Bakterien nicht möglich Schadstoffe aufzunehmen und zu verstoffwechseln, könnte kein Eiter gebildet werden und somit könnte der Mensch (oder das Tier) nicht gesunden. Die Bezeichnungen von „giftigen" oder „Eiter erzeugenden Mikroorganismen" ist mit der „Biologie nach Hamer" hinfällig – Wir leben in einer perfekten Symbiose mit den Mikroorganismen. Die Kleinstlebewesen sind von Nöten, damit sinnvolle biologische Sonderprogramme (vormals „Krankheit" genannt) ablaufen können.

´Bei genauerem Betrachten der Krankheitsstadien, besonders bei entzündlichen Prozessen, steht am Beginn der Krankheit eine Schädigung des Organismus – und erst danach beginnt die bakterielle Aktivität´, so der Allgemeinmediziner Johann Loibner (...). (Anmerkung vom Verlag: Am Beginn einer sogenannten Krankheit, steht immer die seelische Verletzung, diese kann man auch als „Schädigung des Organismus" interpretieren).

´Schädigen wir unsere Atemschleimhäute durch Unterkühlung, dann kommen gesetzmäßig jene Bakterien auf den Plan, die je nach Heftigkeit, Dauer der Unterkühlung und je nach Verfassung des betroffenen Individuums die angegriffenen Zellen abbauen und zu Ausscheidung, Katarrh führen`." (S. 35). (Anmerkung vom Verlag: Dies sind biologische Vorgänge – die Bakterien bedingen, dass auch unter äußeren Schädigungen, der Organismus überleben kann).

Rudolf Steiner äußerte sich aus seiner geisteswissenschaftlichen Forschung bereits 1920 in dieser Richtung:

„Denn bedenken Sie nur, wenn im Verlaufe irgendeiner Krankheit in irgendeinem Körperteile Bazillen in größerer Menge auftreten, ist es ja natürlich, dass diese Bazillen Erscheinungen hervorrufen, wie jeder Fremdkörper im Organismus Erscheinungen hervorruft, dass infolge des Vorhandenseins dieser Bazillen allerlei Entzündungen auftreten. Schreibt man nun alles der Wirksamkeit dieser Bazillen zu, so lenkt man die Aufmerksamkeit tatsächlich nur auf dasjenige, was eigentlich die Bazillen machen. Man lenkt dabei aber diese Aufmerksamkeit ab von dem eigentlichen Ursprung der Erkrankung. Denn jedes Mal, wenn im Organismus niedere Organismen einen geeigneten Boden für ihre Entwicklung finden, so ist eben dieser geeignete Boden durch die eigentlichen primären Ursachen schon geschaffen. Auf dieses Gebiet der primären Ursachen muss (aber) die Aufmerksamkeit gelenkt werden." (Gesamt-Ausgabe Band 312, S. 328 f.)
(Anmerkung vom Verlag: Würde man den von Steiner genannten Nährboden durch die seelische Verletzung ersetzen, hätte man den aktuellen wissenschaftlichen Stand erreicht. Damit wäre die Angst vor dem Nährboden und der „Krankheit" getilgt. Die primäre Ursache, von der Steiner spricht, bildet die seelische Verletzung; ausgenommen sind hierbei Krankheiten, die durch Unfälle, Mangelernährung, Vergiftungen oder Verletzungen entstehen).

Rudolf Steiner und die von ihm mitentwickelte anthroposophische Medizin fußt auf den Grundlagen einer materialistischen Denkweise, die durch die Auswahl der Mittel die geistige Komponente miteinschließen möchte. Letztendlich sind der anthroposophischen Medizin die Ursachen der Krankheiten nicht bekannt, sie nehmen an, dass z.B. eine konventionelle Ernährung in Krankheit mündet).

Die Qualität des Nährbodens erkläre, so die obigen Autoren weiter, warum stets so viele verschiedene Mikroorganismen vorhanden sein können, darunter auch so „brandgefährliche" wie der „Tuberkulose-Bazillus", Streptokokken oder Staphylokokken, ohne dass sie einen erkennbaren Schaden anrichten. Denn sie werden erst dann schädlich, wenn sie entsprechendes Futter haben wie Giftstoffe, Stoffwechselendprodukte, schlecht verdaute Nahrung etc. – *„eben alles, was Bakterien so gerne fressen (und das ist fast alles)."*
(Anmerkung vom Verlag: „Brandgefährlich" sind Erreger per se nicht. Gefährlich kann es werden, wenn der Mensch keine Tuberkel-Bazillen mehr besitzt. Momentan schaffen wir uns tatsächlich einen brandgefährlichen Nährboden durch die übertriebenen Hygienemaßnahmen. Desinfektionsmittel sind in der Lage das Milieu zu ändern – damit wird ein „keimfreier" Nährboden geschaffen, der uns tatsächlich schaden kann).

Dies scheint das materialistische monokausale Denken, das die Medizin heute weitgehend beherrscht, nicht fassen zu können, bzw. es blendet es aus. Pasteur schien es schließlich eingesehen zu haben, als er auf dem Sterbebett Bernards Satz: „Die Mikrobe ist nichts, das Milieu ist alles" memorierte. (Anmerkung vom Verlag: Das Milieu wird durch die seelische Verletzung bestimmt!).

Doch Paul Ehrlich (1854-1915), Namensgeber des heutigen Paul-Ehrlich-Instituts für die Zulassung von Impfstoffen und biomedizinischen Medikamenten, hing ebenso wie Robert Koch und Pasteur in seinen „besten Zeiten" der Meinung an, dass Mikroben die eigentlichen Ursachen von Krankheit seien. Daher träumte Ehrlich (von seinen Kritikern „Dr. Fantasy" genannt) in anorganisch-monokausaler Manier davon, auf die Bakterien „chemisch zu zielen" *„und trug entscheidend dazu bei, dass sich die Doktrin der spezifischen Krankheitsbekämpfung – der ´magic bullets´ – durchsetzte, mit der gesagt wird, dass es möglich sei, ganz bestimmte Leiden mit ganz bestimmten chemisch-pharmazeutischen Präparaten*

erfolgreich zu bekämpfen." Ehrlich wurde so der Vater der Chemotherapie.
Die Doktrin sorgte jedenfalls bei der aufstrebenden Pharmaindustrie, die den wachsenden Bedarf der chemischen „Wunder-Geschosse" deckte, für einen anhaltenden Goldrausch.
(Anmerkung vom Verlag: Der Begriff Chemo*therapie* ist irreführend, da Betroffene davon ausgehen, dass diese Stoffe in der Lage sind Krankheiten zu heilen, zu therapieren. Dies ist nicht der Fall).

Von außen angreifende Killer-Viren
Als „Virus" (lat. Schleim, Gift) bezeichneten die Anhänger Pasteurs bereits im 19. Jahrhundert organische Strukturen, die nicht als Bakterien ausgemacht werden konnten. Und ganz nach dem verzerrten Verständnis von Bakterien und Pilzen als Krankheitsursache mussten sich auch unter dem, was man Viren nannte, Erreger von Krankheiten, gefährliche Feinde des Menschen befinden. Nur – man besaß Ende des 19. Jahrhunderts noch gar nicht die Möglichkeit, Viren nachzuweisen. Nach der heutigen offiziellen Version sollen Viren nämlich nur 20-450 Nanometer messen, das sind Milliardstel Meter oder Millionstel Millimeter – so winzig, dass man sie nur mit einem Elektronenmikroskop sehen könne. Das wurde aber erst 1931 gebaut!
Man hat also seit Ende des 19. Jahrhunderts Viren als „eigene biologische Einheit" (Wikipedia) erforscht, ohne dass man sie wahrnehmen konnte. Das heißt, der fundamentale wissenschaftliche Grundsatz, dass jede Erkenntnis der Wirklichkeit außer klaren Begriffen eine reale Wahrnehmung voraussetzt, die begrifflich durchdrungen werden muss, wurde völlig ignoriert. Das hat mit Wissenschaft natürlich nicht das Geringste zu tun, auch wenn man sich mit noch so vielen akademischen Titeln und weißen Kitteln als „Wissenschaftler" spreizt. Es beruhte folglich alles auf Vermutung, Annahme, Glaube, Spekulation!

Aber das Erstaunliche, ja Erschütternde ist, dass es auch mit dem Elektronenmikroskop seit 1931 bis heute keinen einzigen Nachweis von der Wahrnehmung eines isolierten und gereinigten Virus gibt, wie die Autoren von „Virus-Wahn" vielfach belegen.

„ ... noch nie wurde – was der konsequenteste und sauberste Nachweis wäre – Patientenblut genommen und direkt daraus eines dieser Viren mit ganzer Erbsubstanz (=Genom) und Virushülle in gereinigter Form isoliert und anschließend elektromikroskopisch aufgenommen: nicht H5H1 (Vogelgrippe), nicht das sogenannte Hepatitis-C-Virus, nicht HIV und auch viele andere Partikel nicht, die offiziell Viren genannt und als angriffslustige Biester dargestellt werden." (S. 39)

Führende Virusforscher wie Luc Montagnier oder Dominic Dwyer stellten fest, dass die Partikelreinigung – d.h. die Trennung eines Objekts von allem, was nicht dieses Objekt ist – eine wesentliche Voraussetzung sei, um die Existenz eines Virus nachzuweisen und damit zu beweisen, dass die beobachteten Partikel von einem neuen Virus stammen. Tests könnten diese Partikel feststellen, aber nicht, woher sie stammen. Und da ein Virus nicht in Reinform vorliegt, kann man dessen mikrobiologische Eigenschaften auch nicht bestimmen und eine Beziehung zu den Partikeln herstellen. Auch das Corona-Virus ist bis heute nicht wissenschaftlich nachgewiesen[3].

Doch ungeachtet dessen, geht die etablierte Virus-Forschung und Medizin ausschließlich und fest von dem Glauben aus, dass es Viren seien, die als krankmachende, „infektiöse" Keime sich in den Zellen in parasitärer Weise (mit Hilfe von Enzymen und anderer Zellbausteine) aktiv breit machen, vermehren – und schließlich die Zellen attackieren und mitunter auch killen würden.
Es gibt auch keinen Nachweis des „Schweinegrippe-Virus", von denen jetzt schon wieder etliche im Anmarsch sein sollen, wie die Angst

schürenden Medien verkünden. Zwar wurden in den Infoflyern der Bundesregierung von 2009 Fotos gezeigt, in denen eine „elektronenmikroskopische Aufnahme des neuen Influenzavirus A (H1H1=Schweinegrippe-Virus)" zu sehen sein soll, doch wird zum Foto keine Quelle angegeben, und auch vom Robert-Koch-Institut war nicht zu erfahren, wer das Foto gemacht hat und welcher wissenschaftlichen Publikation das Foto (...) entnommen wurde.

Vermutlich handelt es sich um Aufnahmen von Modellen oder im Labor gezüchteten Partikeln.

„Was sind also diese Teilchen, wenn es keine von außen eindringenden und krankmachenden Influenza-Viren sind?", fragen die Autoren. *„2007 wird etwa im ´Biochemical Journal` beschrieben, wie diese Teilchen künstlich hergestellt werden. Es werden einfach Hühnerembryonen (durch Abspritzen) oder Zellkulturen (durch Entzug der Nahrungsquelle) getötet. Mit anderen Worten: Es existieren nur Zellen, die getötet werden, um daraus Eiweiße zu extrahieren (herauszuziehen), die roten Blutkörperchen verklumpen.*

Sie werden deswegen als Hämagglutinin bezeichnet, um dann zu behaupten – ohne dafür wissenschaftliche Beweise in der Hand zu haben -, dass dahinter ein Virus stecken müsse.

Auch kommen in allen menschlichen und tierischen Zellen die für den Stoffwechsel und die Aufrechterhaltung der Körperspannung wichtigen Enzyme – sogenannte Neuraminidasen – vor, die z.B. das Aspirin verstoffwechseln und das Blut flüssig halten. Durch Zerstörung von Zellen (etwa mittels Wirkverstärkern in Impfstoffen oder auch anderen Stressfaktoren wie Pestiziden oder Schwermetallen) werden diese Enzyme vermehrt gebildet und freigesetzt. Ihre Aktivität wird als die Aktivität von fiktiven Viren ausgegeben, die angeblich diese Enzyme benutzen, um sich zu vermehren.

Durch diese Hämagglutinine und Neuraminidasen erhalten die Viren auch ihre Namen. Das ´H` steht stets für Hämagglutinin, das ´N` für Neuraminidase, wobei z.B. das H1 von H1N1 oder das H5 von H5N1 stets für einen bestimmten Hämagglutinin-Typ steht.
Doch noch mal: Dass diese Hämagglutinine und Neuraminidasen krankmachenden Viren zugeordnet werden können, ist wissenschaftlich nicht bewiesen und auch unwahrscheinlich.
Dennoch werden die Teilchen einfach als böses Virus benannt, und anschließend wird proklamiert, man müsse diese Enzyme unbedingt (mit chemischen nebenwirkungs-reichen Mitteln, hl.) *blockieren, um die Ausbreitung des Virus im Körper zu verhindern."* (S. 281 f.)

Die Autoren haben im Sommer 2005 das Robert-Koch-Institut gebeten, ihnen:

1. die Studien zu nennen, die einwandfrei belegen, dass das SARS-, Hepatitis-C, HI-, Ebola-, Pocken- und Polio-Virus und der BSE-Erreger nachgewiesen wurden (vollständige Reinigung, Isolierung und Bestimmung der biochemischen Eigenschaften plus elektronenmikroskopische Aufnahme);

2. Studien zu nennen, die einwandfrei belegen, dass die unter (1) genannten Viren krankmachend sind (und auch nicht andere Faktoren wie Mangelernährung, Giftstoffe etc. den Krankheitsverlauf zumindest mitbestimmen);

3. zumindest zwei Studien zu nennen, die einwandfrei belegen, dass Impfungen effektiv und wirksam sind.
„Leider haben wir bis heute (trotz mehrfacher Nachfrage) keine einzige Studie genannt bekommen." (S. 40)

Der PCR-Test

Die Existenz der Viren wird der Bevölkerung dadurch permanent eingehämmert, dass sie mit dem sogenannten PCR-Test nachgewiesen würden. Täglich hören wir ja seit Monaten, wieviel Menschen positiv auf Corona getestet seien, bei ihnen also nachgewiesen sei, dass sie das „Killer"-Virus SARS-CoV-2 in sich trügen. Doch gerade an diesen Tests wird deutlich, wie die etablierte Wissenschaft den Weg der direkten Naturbeobachtung, also des Ausgehens von konkreten Wahrnehmungen, verlassen und den Bereich der unwissenschaftlichen Spekulation betreten hat. Denn die PCR-Tests sind, ebenso wie die Antikörper-Tests, Versuche, Viren indirekt nachzuweisen, was aber nicht gelingen kann.

„So weisen die Antikörper-Tests eben nur Antikörper nach – und nicht das Virus oder den Partikel selbst, auf den die Antikörper-Tests reagieren. Das heißt: Solange das Virus beziehungsweise der Zellpartikel nicht genau bestimmt ist, kann niemand sagen, worauf diese Antikörper-Tests reagieren (sie sind damit ´unspezifisch`, wie es in der Fachsprache heißt).

(Anmerkung vom Verlag: Aus der Idee, dass es ein Gegengift gegen das behauptete Krankheitsgift (lat. Virus) gäbe, wurde die Idee des Antikörpers, der das imaginäre Krankheitsgift neutralisieren sollte. Man konnte weder das Krankheitsgift noch das Gegengift jemals finden.

Das, was heute als Antikörper dargestellt wird, ist nichts anderes als kleine, körpereigene Eiweißkörper, die u.a. dem Abdichten von Zellen und Geweben bei Verletzungen und Wachstum dienen. Sie stellen weder einen Schutz vor Krankheiten dar, noch gibt es spezifische Antikörper, von denen versichert wird, dass sie nach einem Schlüssel-Schloss-Prinzip funktionieren; siehe hierzu auch „Corona – Weiter ins Chaos oder Chance für ALLE?" von Dr. Stefan Lanka und Ursula Stoll; 2020).

Nicht anders bei der PCR (Polymerase Chain Reaction oder Polymerase Kettenreaktion), die dazu genutzt wird, genetische Sequenzen, also kleine genetische Schnipsel, aufzuspüren und dann millionenfach oder milliardenfach zu vermehren. Wie beim Antikörper-Test, so hat auch die PCR wahrscheinlich ihre Bedeutung darin, dass sie eine Art von – wie es in der Fachsprache heißt – Immunreaktion des Körpers anzeigt, oder, um es neutraler zu formulieren: irgendeine Art Störung oder Aktivität auf Zellebene. Doch ein Virus, dessen Charakteristika nicht zuvor bestimmt werden, kann auch die PCR nicht nachweisen (genauso wenig, wie ein Antikörper-Test dazu in der Lage ist); eben weil die genaue Virus-Bestimmung (mangels Wahrnehmung, hl.) *nicht erfolgt ist. Dies hat selbst Robert Gallo* (der lange neben Montagnier als ´Entdecker` des ´AIDS-Virus` galt) 2007 vor Gericht konzediert." (S. 41)

Hinzu komme, dass diese kurzen mit der PCR ausfindig gemachten DNA- oder RNA- Stückchen oft nicht einmal die Definition eines Gens (von denen der Mensch 20.000 bis 25.000 haben soll) genügten. Trotzdem werde behauptet, dass sie in „zusammengebastelter Form" die ganze Erbsubstanz eines bestimmten Virus abbilden würden. Doch niemand präsentiere eine Arbeit, die nachweislich eine elektronenmikroskopische Aufnahme von diesem, wie es heißt, nachgebildeten Virus zeigt.

Viren als Krankheits-Ursache?

Doch selbst wenn man einmal annehmen würde, dass die im Labor ausfindig gemachten genetischen Partikel, auch als Nukleinsäure bezeichnet, die besagten Viren seien, so ist damit noch lange nicht bewiesen, dass die Viren die Ursache der betreffenden Krankheit wären.

Glaubt man im Zusammenhang mit einer Krankheit, Viren ausmachen zu können, verführt das monokausale Denken leicht zu dem Kurzschluss, das Virus sei die Ursache der Krankheit. Dabei ist der zeitliche Zusammenhang des Auftretens noch kein Beweis für einen kausalen Zusammenhang. Der müsste erst nachgewiesen werden.

Diesen Nachweis versucht man zu führen, indem man Zellkulturen aus dem Reagenzglas (in vitro) als Virus bezeichnete Partikel mit lebenden

Zellen oder mit einer Hühnereierkultur im Reagenzglas (in vitro) zusammenbringt und beobachtet, dass teilweise Zellen bzw. Hühner-Embryonen getötet werden. Dieser in einem künstlichen Prozess, der dem anorganischen Experiment nachgebaut ist, erzeugte Befund lässt sich nicht einfach auf die Geschehnisse in einen lebenden Organismus übertragen, der aus multikausalen Zusammenhängen und Funktionen besteht. Zudem entstammen *„die als Virus bezeichneten Partikel () von Zellkulturen, deren Partikel genetisch entartet sein können, unter anderem weil sie mit chemischen Zusätzen wie Wachstumsfaktoren oder stark oxidierenden Substanzen ´bombardiert` wurden."*
Auch versucht man, die krankmachende Wirkung der Partikel durch Versuche zu beweisen, *„die obskurer nicht sein können. Dabei werden die Testsubstrate direkt in das Gehirn von Versuchstieren gespritzt."*
Massive Manipulationen sollen mit Gewalt das erwünschte Ergebnis bringen. Doch selbst die gewinnsüchtige Industrie sage, dass „direkte Injektionen ins Gehirn" wirklichkeitsfremd seien und somit letztlich keine Aussagen über krankmachende Effekte zulassen würden.

Umgekehrt gibt es viel mehr Anhaltspunkte, dass das Virus bzw. das, was als mit Viren zusammenhängend bezeichnet wird, nicht Ursache, sondern Folgeerscheinung einer Krankheit ist. *„Die Schulmedizin ist nur beim Feindbild-Denkmuster von Pasteur und Koch stehen geblieben und hat es darüber schlicht versäumt, den Gedanken zu verfolgen, dass Körperzellen von sich aus mit der Virenproduktion* (bzw. den geschilderten Partikeln) *beginnen können, etwa als Reaktion auf Stressfaktoren. (...)*
Schon vor langer Zeit wurde beobachtet, dass Vergiftungen im Körper das erzeugen können, was von der heutigen Medizin nur aus dem Blickwinkel des von außen angreifenden Virus gedeutet wird."

Zu den Vergiftungen könnten Drogen, die Immunität unterdrückende Medikamente wie Antibiotika und Virostatika gehören, die oxidativen Stress auslösen. Das bedeutet, dass das Blut in seiner Fähigkeit behindert wird, den für das Leben und Überleben der Zellen so wichtigen Sauerstoff zu transportieren, womit zugleich Stickoxide entstehen, die die Zellen schwer schädigen können. Als Folge davon werde zum einen die Antikörper-Produktion angeheizt, was wiederum die Antikörper-Tests positiv anschlagen lasse. Zum anderen entstünden dadurch neue genetische Partikel, die dann von den PCR-Tests ausgemacht werden – *„alles wohlgemerkt, ohne dass ein von außen eindringendes, krankmachendes Virus im Spiel ist."*

Die Autoren fordern die Leser auf, jeder sollte sich doch einmal die simple Frage stellen, wie es eigentlich vorstellbar sein soll, *„dass Viren wie Rambos durch die Welt schwirren und eine Menschenzelle nach der anderen umlegen."* Zumal doch Viren – im Gegensatz zu Bakterien und Pilzen – nicht einmal über einen eigenen Stoffwechsel verfügen sollen, ihnen also die entscheidenden Merkmale eines Lebewesens fehlen. Wie aber sollten Viren dann bakteriengleich in der Lage sein, aktiv und von sich aus aggressiv zu werden, wenn sozusagen eine eigene, selbständige Instanz gar nicht vorhanden ist?

Fazit

Man muss sich fragen, wie es möglich ist, dass eine naturwissenschaftlich-medizinische Forschung über Jahrhunderte fundamentale wissenschaftsmethodische Grundsätze außeracht lassen kann, ohne dass sie aus den eigenen Reihen aufgedeckt werden. Doch sie wurden und werden immer von einzelnen aufgedeckt, die aber ignoriert werden. Es konnte sich in den staatlich autorisierten Hochschulen und Instituten im engen Zusammenhang mit industriellen Profitinteressen eine „herrschende Lehre" der Virologie etablieren, die sich nicht auf wissenschaftlich gesicherte Ergebnisse stützen kann, sondern deren Herrschaft letztlich auf stillschweigender Übereinkunft und tradierten Dogmen von Autoritäten beruht.

Die breite Aufdeckung kann nur durch eine immer mehr aufwachende Bevölkerung geschehen. *„Habe den Mut, dich deines eigenen Verstandes zu bedienen“,* forderte, wie schon oben zitiert, der Philosoph Immanuel Kant 1784 die Menschen eindringlich auf. Dann wird jedem selbst Denkenden aufgehen, welch ein riesiges Täuschungsnetz hier von dem „medizinisch-industriellen Komplex“ mit Hilfe der manipulierenden Medien ausgespannt ist.

Quellenangabe

Die „Wissenschaft" vom Virus, das einfach nicht nachzuweisen ist

1"Virus-Wahn" von Thorsten Engelbrecht und Dr. med. Claus Köhnlein; 2021; 10. Auflage; Siehe auch die Buchbesprechung von Dr. Gerald Brei: https://fassadenkratzer.wordpress.com/2020/04/20/virus-wahn-hintergruende-und-urteilsgrundlagen/

2 Rudolf Steiner: Goethes Naturwissenschaftliche Schriften, Stuttgart 1962 TB, S. 52

3 Eine ausführliche Analyse mit Belegen zum Corona-Virus findet sich auch in der sehr zu empfehlenden Express-Zeitung Nr. 32, Mai 2020, ab Seite 47; als kostenlose PDF herunterzuladen: https://www.expresszeitung.com/. Die Express Zeitung hat das Corona-Thema in der Ausgabe Nr. 33, Juli 2020, umfangreich fortgesetzt.

4 www.fassadenkratzer.wordpress.com

Wie die Theorie von den tödlichen Mikroben in Medizin und Gesellschaft die Macht ergriff

Fassadenkratzer[5]; 23. Juli 2020

Die medizinischen Theorien über Bazillen und Viren als von außen kommende Erreger verschiedener Infektionskrankheiten sind von Anfang an mit schweren wissenschafts-methodischen Mängeln behaftet.[1] Hypothesen wurden sehr schnell zu dogmatischen Wahrheiten, ohne dass sie bis heute wirklich bewiesen werden konnten. Doch Ruhmsucht, Geld und die Interessen der aufstrebenden Pharma-Industrie ließen Forscher auch vor Betrug nicht zurückscheuen, um ihren Feindbild-Thesen von den tödlichen Mikroben, die wie Heuschreckenschwärme über Mensch und Tier herfallen, allgemeine Geltung zu verschaffen.

Schon am Anfang stand der Wissenschaftsbetrug

Bereits die Begründer der medizinischen Mikrobiologie, Louis Pasteur und Robert Koch, konnten betrügerischen Machenschaften nicht widerstehen, wie Torsten Engelbrecht und Dr. Claus Köhnlein in ihrem Buch „Virus-Wahn" schildern. Pasteur war *„kein Vorbild mit göttlich-reiner weißer Weste, sondern ein ruhmsüchtiger Forscher, der von falschen Grundannahmen ausging und mit ´seinen beiden wichtigsten Experimenten die ganze Welt hinters Licht führte`, wie etwa das Fachmagazin The Lancet im Jahr 2004 schreibt."* (S. 47)

Pasteur sei in einem geradezu fanatischen Hass gegen Mikroben von dem Glauben ausgegangen, dass durch die Luft fliegende Bakterien für alle möglichen Krankheiten verantwortlich seien und es in einem gesunden Körper keine Bakterien gebe, dieser also keimfrei sei. Doch der Organismus ist auf viele Bakterien angewiesen und Pasteurs Behauptung längst durch Versuche mit Tieren widerlegt, die man von Geburt an in

mikrobenfreien Käfigen mit steriler Nahrung hielt, woraufhin sie alle nach wenigen Tagen starben.
„Darüber hinaus hatte ´Tricky Louis´ selbst bei seinen Impf-Experimenten, die ihn in den Olymp der Forschungsgötter aufsteigen ließen, bewusst gelogen.“ So habe er behauptet, Schafe erfolgreich gegen Milzbrand geimpft zu haben. Doch sei der Vorgang nicht öffentlich dokumentiert worden, und die Impfstoff-Mixtur habe er, wie sich später herausstellte, von dem Forscherkollegen Jean-Joseph Toussaint, dessen Karriere er zuvor durch öffentliche Verbal-Attacken ruiniert habe, heimlich abgekupfert und als seine eigene große Entdeckung verkauft.

Auch präsentierte er nach angeblich erfolgreichen, in Wahrheit unwissenschaftlichen Versuchen unter vielen Lobeshymnen einen Tollwut-Impfstoff, der sich später als untauglich herausstellte und der *„die Tollwut eher ausgelöst, als sie verhindert haben dürfte“*, so der Wissenschafts-Historiker Horace Judson.

„Auch Robert Koch war in Wahrheit ein geschäftstüchtiger Schwindler. So verkündete der Mikrobenjäger ´mit übergroßem Ego` 1890 auf dem 10. Internationalen medizinischen Kongress in Berlin vollmundig, er habe ein Wundermittel gegen Tuberkulose entwickelt. Und in der Deutschen Medizinischen Wochenzeitschrift legte er noch nach: Versuche an Meerschweinchen hätten bewiesen, dass es möglich sei, ´die Krankheit völlig zum Stillstand zu bringen, ohne den Körper in anderer Weise zu schädigen´. Das klang wie ein Wunder.“

Und so war die Reaktion der Weltöffentlichkeit auf das Wundermittel „Tuberkulin“ auch so überwältigend, dass Kranke aus aller Welt nach Berlin, dem Wirkungsort Kochs, in die wie Pilze aus dem Boden schießenden Lungenheilanstalten wallfahrteten.

Doch das Tuberkulin versagte katastrophal. *„Langzeitheilungen traten nicht auf, stattdessen fuhr vor den Lungenheilanstalten ein Leichenwagen nach dem anderen vor.“*
Alle, an denen das Gebräu zuvor getestet worden war oder die es als vermeintliches Heilmittel erhielten, reagierten mit Schüttelfrost und hohem Fieber oder mit dem Tod. *„Robert Koch sah sich gezwungen, die Zusammensetzung seines Geheimmittels aufzudecken, wobei sich herausstellte, dass er selbst nicht genau wusste, was es enthielt. Es handelte sich um einen Extrakt aus Tuberkelbazillen in Glycerin, auch konnten tote Tuberkelbazillen nachgewiesen werden.“* (Wikipedia) Und Kritiker Kochs, darunter Rudolf Virchow, wiesen auch wissenschaftlich nach, dass Tuberkulin nicht imstande sei, Tuberkulose zu stoppen, vielmehr sei zu befürchten, dass es die Krankheit verschlimmere. *„Koch wurde aufgefordert, Beweise für seine berühmten Meerschweinchen-Versuche vorzubringen – doch er konnte nicht“*, so die Autoren.

Nach Experten wie dem Heidelberger Historiker Chr. Gradmann habe Koch die Markteinführung des Tuberkulins geschickt inszeniert und von langer Hand vorbereitet. Seine Veröffentlichung in der Deutschen Medizinischen Wochenzeitschrift sei zeitgleich mit überaus positiven Erfahrungsberichten seiner Vertrauten flankiert worden. *„Den zu erwartenden Profit kalkulierte der Professor einer ´Tagesproduktion von 500 Portionen Tuberkulin auf 4,5 Millionen Mark jährlich´.“* 1891 wurde Koch Direktor des neu gegründeten Königlich Preußischen Instituts für Infektionskrankheiten, dem heutigen Robert Koch-Institut. 1905 erhielt er für seine Entdeckung des Bazillus, der die Tuberkulose verursachen soll, den Nobelpreis der Medizin.

Typischerweise habe Koch selber nie eingestanden, dass sein Tuberkulin ein Fehlschlag war. Und die Farbwerke Höchst, die einen preisgünstigen Einstieg in die Pharmaforschung suchten, seien in die Tuberkulin-Herstellung eingestiegen, wobei Kochs Schüler Libbertz die Produktion überwachen sollte. Dadurch sei die enge Kooperation von Kochs Institut mit der aufstrebenden Pharmaindustrie vorangetrieben worden.
Betrug zieht sich durch die weitere Wissenschaftsgeschichte. *„Wie z.B. eine 2005 in der Fachzeitschrift ´Nature´ veröffentlichte Umfrage unter Wissenschaftlern ergab,* ***räumte ein Drittel der Forscher ein, sie würden betrügerische Aktivitäten nicht scheuen*** *und etwa Daten, die ihnen nicht passten, einfach beiseiteschieben."*
„Genau wie in der Politik und Wirtschaft so werden wir auch in der Forschung mit Betrug bombardiert, getränkt und gepeinigt", zitieren die Autoren den renommierten Wissenschaftshistoriker Horace Judson und anschließend die Korruptionsschutz-Organisation „Transparency International" in ihrem Jahresbericht 2006: *„Global gesehen gibt es Korruption auf allen Ebenen des Gesundheitswesens vom Gesundheitsministerium bis zum Patienten – und der kriminellen Fantasie sind kaum Grenzen gesetzt."*

Problem mangelhafter Offenheit und Überprüfbarkeit

Das Vertrauen in die Wissenschaft lebt von der Offenheit und der Möglichkeit, dass andere Forscher die vorgelegten Ergebnisse überprüfen können. Doch vieles läuft im Geheimen ab, ohne unabhängige Kontrollen und Überprüfungen, so dass die Versuchungen zum Betrug sehr groß sind. Die *„Gemeinde der Wissenschaft"*, schreibt Horace Judson, sei *„vom Glauben beseelt, sie habe ein Recht auf üppige staatliche Forschungsförderung – und zugleich darauf, von öffentlicher Kontrolle befreit zu sein."* Die etablierte Forschung, schließen die Autoren an, habe es damit tatsächlich geschafft, ihr Wissenschaftsgebäude weitgehend abzuriegeln.

„Es fängt damit an, dass letztlich niemand in der Lage ist, den Forschern bei ihrer Arbeit direkt über die Schultern zu schauen und zu sehen, ob die Daten auf ehrliche Weise aufgezeichnet werden. Man muss also einfach darauf vertrauen, dass sie wahrheitsgetreu vorgehen."

Und praktisch niemand mache sich noch die Mühe, die von den Forscherkollegen präsentierten Daten und Ergebnisse auf ihren Wahrheitsgehalt zu überprüfen. Solche Qualitäts-Checks würden mit Zeit- und Geldverschwendung gleichgesetzt und daher auch nicht finanziert. Stattdessen sei man voll und ganz damit beschäftigt, dem Neuen und damit dem nachzujagen, was hohe Profite verheißt. Wobei gerade in der heutigen Zeit viele Experimente so kompliziert aufgebaut seien, dass sie gar nicht nachgebaut und damit exakt überprüft werden könnten.
„Zwar könnte man meinen, dass das so genannte Peer-Review-System Betrug weitgehend ausmerzt. Es wird gemeinhin noch als eine heilige Säule des Wissenschaftstempels betrachtet, die die Einhaltung von Qualitätsstandards verspricht. Doch in der Form, wie dieses Peer-Reviewing seit Jahrzehnten praktiziert wird, ist der Wurm drin. Dafür muss man sich nur vergegenwärtigen, wie es funktioniert, und das ist so: Experten (peers), die anonym bleiben, begutachten (to review) die von ihrer Wissenschaftskonkurrenz eingereichten Anträge auf Forschungsprojekte sowie Fachartikel – und entscheiden dann darüber, ob die Anträge gewährt bzw. die Artikel in einem Fachmagazin abgedruckt werden. Rund 50.000 solcher ´peer-reviewed journals´ soll es mittlerweile geben, und alle bekannten Magazine wie Nature, Science, New England Journal of Medicine, British Medical Journal, The Lancet usw. sind ´peer-reviewed´."

Doch Richard Smith, von 1991 bis 2004 Chef des British Medical Journal sagte dazu aus seiner Erfahrung: *„Peer Reviewing ist leicht zu missbrauchen, ineffektiv beim Aufdecken grober Mängel und fast nutzlos beim Aufdecken von Betrug."*

Kein Wunder also, dass all die Betrugsfälle, die der Wissenschaftshistoriker Judson in seinem 2004 erschienen Buch „Der große Verrat. Betrug in der Wissenschaft" schildere, gar nicht durch das Peer-Review-System aufgedeckt worden seien, sondern durch puren Zufall.

Das monokausale Denkschema

Die Autoren von „Virus-Wahn" konstatieren, dass Ende des 19. Jahrhunderts, als Pasteur und Koch trotz ihrer Betrügereien Berühmtheiten wurden, die Allgemeinheit kaum mehr eine Chance gehabt habe, sich gegen die Mikroben-Propaganda zu stemmen. Schon zu fest hätten die Medizin-Autoritäten, die der simplen Theorie von den Mikroben als Todfeinde anhingen, zusammen mit der aufstrebenden Pharmaindustrie die Zügel der Macht und der öffentlichen Meinung in der Hand gehabt. Damit seien die entscheidenden Weichen für die Etablierung einer Versuchstier-Medizin gestellt worden mit dem Ziel, (angebliche) Wunderpillen (oder -spritzen) gezielt gegen ganz bestimmte Krankheiten zu entwickeln.

Fortan habe man versucht, so gut wie alles in das monokausale Modell „eine Krankheit – ein Erreger – eine (chemische) Wunderkur" hineinzupressen. Viele krasse Irrtümer und Fehlschläge musste man zwar eingestehen, doch am Kurs hielt man eisern fest. *„So behauptete die herrschende Medizin über lange Zeit und mit Verve, bei Leiden wie Skorbut (Seefahrerkrankheit), Pellagra (raue Haut) oder Beriberi (Minenarbeiter- und Gefängniskrankheit) würde es sich um durch Keime verursachte Krankheiten handeln. Bis die Orthodoxie schließlich zähneknirschend zugeben musste, dass Vitaminmangel die wahre Ursache ist."*

Bei Beriberi, einer degenerativen Nervenkrankheit, kam die Wende erst nach einigen Jahrzehnten, als 1911 das Vitamin B_1 (Thiamin) isoliert werden konnte, dass vor allem in raffinierten Lebensmitteln wie weißem Reis fehlt. Robert M. Williams, einer der Entdecker des Thiamins, schrieb dazu, dass durch die Arbeiten von Pasteur und Koch *„alle Mediziner so fasziniert waren von der Idee von* (Mikroben-) *Infektionen als der Ursache* *von Krankheiten, dass es bald geradezu ein Axiom* (unumstößliche Wahrheit) *wurde, dass Krankheiten keine andere Ursache haben könnten (als Mikroben). Diese Fokussierung der Mediziner auf Infektionen als Krankheitsursache war ohne Zweifel verantwortlich dafür, dass Ernährung als möglicher Verursachung von Beriberi nicht in Betracht gezogen wurde."*

Noch in den 50er Jahren des 19. Jahrhunderts hat die monokausale Mikroben-Theorie kaum Unterstützung gehabt. Eine der damals bedeutendsten Medizin-Autoritäten, Max von Pettenkofer (1818-1901), suchte noch die Dinge in ihrer Gesamtheit zu erfassen und bezog immer verschiedene mögliche Krankheitsursachen in seine Überlegungen ein, darunter auch die individuelle Lebensweise und soziale Aspekte. Das simple monokausale Denkmodell der Mikroben-Theoretiker erschien ihm vollkommen wirklichkeitsfremd.

So schaltete er sich energisch in die Diskussion um die Bekämpfung der Cholera ein, die im 19. Jahrhundert in den Ländern mit schnell wachsender Industrialisierung so typisch wurde. Dabei stand er auf demselben Standpunkt, den auch der berühmte Arzt Francois Magendie (1783-1855) vertrat: Die Cholera sei weder importiert, noch sei sie ansteckend, sondern werde verursacht durch übermäßigen Schmutz infolge katastrophalster Wohnverhältnisse. Entsprechend waren in industriellen Zentren wie London die ärmsten Stadtviertel in der Regel auch am stärksten von der Cholera betroffen.

„Von Pettenkofer machte als Hauptursache das Trinkwasser aus, das, weil es an Kläranlagen fehlte, oft so sichtbar und heftig verunreinigt war, dass sich die Menschen regelmäßig über den Gestank und die Verfärbung der mit Industrie-Chemikalien und Exkrementen durchsetzten Kloake beschwerten. Und so zeigten auch Studien auf, dass in den Haushalten, die Anschlüsse mit sauberem Wasser bekamen, kaum bis keine Cholera-Kranken zu verzeichnen waren.

Dabei leugnete von Pettenkofer die Anwesenheit von Mikroben in dieser Kloake gar nicht; vielmehr argumentierte er, dass diese Organismen zum Krankheitsverlauf beitragen könnten, aber nur wenn ihnen der Nährboden bereitet wird, um zu gedeihen."

Doch auch die Autorität von Pettenkofer konnte letztlich nicht verhindern, dass die Anhänger der Mikroben-Theorie Ende des 19. Jahrhunderts das Heft in die Hand bekamen und auch die Cholera in ihre monokausale Erklärungs-Behauptung hineinpressten. So wurde das Bakterium „Vibrio Cholerae" bzw. dessen Ausscheidungen zum alleinigen Übeltäter abgestempelt und den Maßnahmen im Sinne dieser Mikroben-Theorie fälschlicherweise der Orden dafür angeheftet, die Cholera zurückgedrängt zu haben. *„Doch eigentlich hätte der Ruhm der Verbesserung der Lebensbedingungen gebührt, die seit Mitte des 19. Jahrhunderts deutlich voranschritt."*

Clustering

Nach dem 2. Weltkrieg lösten auch Tuberkulose, Masern, Diphterie oder Lungenentzündungen in Industrieländern wie den USA kein Massensterben mehr aus. Dies sei, so die Autoren, für Einrichtungen wie der US-Seuchenbehörde CDC, die dem RKI in Deutschland entspricht, zum Riesenproblem geworden, da sie überflüssig zu werden drohte. 1949 habe sie gar aufgelöst werden sollen. Doch die CDC habe dem nicht tatenlos zusehen wollen und sich auf die Suche nach Seuchen gemacht. *„Wie aber findet man Seuchen, wo einfach keine sind? Man macht ´Clustering´."*
Damit bezeichnet man eine Analyse zur Entdeckung von Ähnlichkeitsstrukturen. Man schaut sich also um und gibt sich damit zufrieden, wenn man wenige Menschen gefunden hat, die gleiche oder ähnliche Krankheitssymptome aufweisen. *„Dies reicht den Virus-Fahndern vollkommen aus, um eine drohende Epidemie auszurufen. Dabei spielt es auch keine Rolle, ob die Patienten je in irgendeiner Weise Kontakt miteinander*

hatten oder ob sie in Abständen von Wochen oder gar Monaten krank geworden waren. Dies macht deutlich, dass diese Cluster keine schlüssigen Hinweise oder Beweise für eine existierende oder bevorstehende Mikroben-Seuche liefern können. Zumal der Umstand, dass einige Leute das gleiche Krankheitsbild haben, überhaupt nicht heißen muss, dass ein Virus am Werk ist." Vorausgesetzt, dass man überhaupt Viren nachweisen könnte, was bis heute nicht geschehen ist.

Die Betroffenen könnten die gleiche krankmachende Ernährungsweise pflegen, mit den gleichen krankmachenden Umweltbedingungen (chemische Gifte etc.) zu kämpfen haben und vieles mehr. Und selbst wenn man einmal annehme, dass ein infektiöser Keim am Werk sei, so ließe sich allenfalls sagen, dass eine bestimmte Gruppe von Menschen anfällig ist für ein bestimmtes Leiden, während viele andere gesund bleiben. Daher kämen Seuchen in den Wohlstandsgesellschaften einfach nicht vor, weil sie Bedingungen bieten (ausreichende Ernährung, sauberes Trinkwasser etc.), die es den allermeisten Menschen ermöglicht, ihr Immunsystem so fit zu halten, dass solche Krankheiten und Mikroben im Gefolge einfach keine Chance haben.

(Anmerkung vom Verlag: Das sogenannte Immunsystem gibt es nicht! Die Idee eines Immunsystems, stammt aus der Antikörper- und Infektionslehre. Das Immunsystem gilt als Abwehrsystem das beispielsweise Gewebeschädigungen durch Krankheitserreger und die Entartung von Zellen verhindern soll. Die Erfindung des Immunsystems basiert auf der Erklärung, warum manche Menschen keinen „grippalen Infekt" bekamen und andere ständig unter Schnupfen litten. Damit ließ sich weiterhin behaupten, dass es Ansteckung gäbe – der eine hat ein „besseres Immunsystem" als der andere, wenn er nicht erkrankt. Mit dieser Theorie ließen sich Krankheiten scheinbar erklären, für die keine Ursache gefunden wurde. Außerdem formte sich mit diesem Einfall ein übermächtiger Wirtschaftszweig aus, mit dem sich Milliarden verdienen lässt.

Das ganze System ist noch nicht annähernd erforscht, weil es eine enorme Komplexität aufweist und wir diese mit einem mechanistischen Denkmuster („Gut und Böse-Denken“) nicht erfassen können. Mehr Informationen zu diesem Thema finden Sie im Buch: „Corona – Weiter ins Chaos oder Chance für ALLE?“ von Dr. Stefan Lanka und Ursula Stoll; 2020).

Clustering ist völlig untauglich, um Seuchen ausfindig zu machen. Das zeigte sich, so die Autoren, bereits bei der Suche nach den Ursachen von Skorbut, Beriberi und Pellagra Anfang des 20. Jahrhunderts, bei denen Clustering völlig irreführend angewendet wurde.

Als wichtigstes Beispiel aus neuer Zeit führen sie das HIV=AIDS-Dogma an, weil es den Grundstein für den totalen Corona/COVID-19-Wahsinn gelegt habe. Anfang der 80er Jahre sei versucht worden, aus wenigen Patienten, die ähnliche Krankheitssymptome zeigten, nachdem sie allesamt über Jahre hinweg einen das Immunsystem zerstörenden Lebensstil gepflegt hatten, eine Virus-Seuche zu basteln. Darauf wird im Genaueren in einem weiteren Artikel zurückzukommen sein. Jedenfalls habe der CDC-Beamte Bruce Evatt zugestanden, die CDC sei mit Statements an die Öffentlichkeit getreten, *„für die es fast keine Beweise gab – es waren eher Mutmaßungen als Beweise. Wir hatten keine Beweise, dass ein infektiöser (AIDS-) Erreger im Spiel war.“* (In „Virus-Wahn“ S. 57)

1995 habe die CDC Alarm vor einer bevorstehenden Ebola-Virus-Pandemie geschlagen. Mit Hilfe der Cluster-Methode habe man in Kikwit, einem Ort in der Demokratischen Republik Kongo, einige Fälle von Fieberkranken aussortiert und dies als Ausbruch einer Ebola-Seuche deklariert. Das US-Time-Magazin habe spektakuläre Bilder von „CDC-Detektiven“ in keimundurchlässigen Raumanzügen und bunte Fotos gezeigt, auf denen angeblich der gefährliche Erreger zu sehen war.

Doch *„eine Publikation, in der das Ebola-Virus charakterisiert (mit seiner vollständigen Erbsubstanz und Virushülle) und elektronenmikroskopisch abgelichtet gezeigt wird, ist nach wie vor nicht aufzutreiben."*

In der gegenwärtigen Corona-Hype offenbarte auch der markige Bayern-Fürst Söder seine Kenntnis der Cluster-Methode. Am 6.7.2020 sagte er zur Begründung, die Maskenpflicht (gegen das nicht vorhandene Virus) auf keinen Fall abzuschaffen. Nach wie vor sei die einzige Strategie: *„Umfangreich testen, um schnell regionale Cluster zu ermitteln und dann Infektionsketten austrocknen zu können."* (siehe Quelle 2; ab Min. 43). Es ist so was von unsinnig und lächerlich, wenn es für die Gesellschaft nicht so tragisch ernst wäre.

Zum Beispiel Polio

Die sogenannte Kinderlähmung tauchte erst im 19. Jahrhundert im Zuge der Industrialisierung auf und breitete sich in der ersten Hälfte des 20. Jahrhunderts nur im industrialisierten Westen wie ein Buschfeuer aus – in den Entwicklungsländern dagegen nicht. Wie bei den meisten Krankheiten kommen als Ursachen verschiedene Faktoren infrage. Manche Experten, so schildern die Autoren, sehen einen Faktor im hohen Konsum raffinierter Nahrungsmittel wie Kristallzucker. Andere führen Massenimpfungen an, und in der Tat seien oft Lähmungen an der Seite des Körpers aufgetreten, auf der geimpft wurde. Auch seien die sinkenden Polio-Fallzahlen in den 40er Jahren noch mal drastisch angestiegen, nachdem massenweise gegen Diphterie und Keuchhusten geimpft worden war.
Doch besonders drängen sich negative Umwelteinflüsse auf wie Vergiftungen durch industrielle und landwirtschaftliche Verschmutzung. Giftige Schwermetalle wie Blei, Arsen oder Quecksilber wurden bereits früh verdächtigt, Polio zu verursachen. *„Und die erste Anhäufung von Polio-Fällen ereignete sich 1887 in Schweden – 13 Jahre nach der Erfindung des Nervengiftes DDT in Deutschland und 14 Jahre nach der Erfindung des*

ersten mechanischen Zerstäubers, mit dem ein Gemisch aus Wasser, Kerosin, Seife und Arsen auf die Pflanzen gesprüht wurde.
Knapp zehn Jahre zuvor untermauerte der Neuropathologe Alfred Vulpian die Vergiftungsthese, denn er fand heraus, dass Hunde, die mit Blei vergiftet worden waren, unter den gleichen Symptomen litten wie die menschlichen Polio-Opfer. Während der Russe Popow 1883 zeigte, dass man auch mit Arsen die gleichen Lähmungserscheinungen erzeugen kann – Studienergebnisse, die die Welt hätten aufrütteln müssen, wenn man bedenkt, dass das auf Arsen basierende Pestizid Paris Green seit 1870 in der Landwirtschaft weithin im Kampf gegen ´Schädlinge´ wie die Mottenraupe eingesetzt wurde."
Doch anstatt es zu verbieten, sei es 1892 in Massachusetts z.B. durch das noch giftigere Pestizid Lead Arsenate ersetzt worden. Und nur zwei Jahre später habe sich dort die erste protokollierte Kinderlähmungsepidemie ereignet und Dr. Charles Caverly, der die Untersuchung leitete, festgehalten, dass als Ursache eher ein Giftstoff und weniger ein Virus in Frage käme: *„Mit großer Sicherheit handelt es sich hier nicht um eine ansteckende Krankheit."*

Dennoch sei Lead Arsenate innerhalb kurzer Zeit das wichtigste Pestizid im Obstanbau der industrialisierten Welt geworden. Hinzu kam 1907 in Massachusetts „Calcium Arsenate", das auf Baumwollfeldern und in -fabriken eingesetzt worden sei. Monate später hätten 69 gesunde Kinder an Lähmungserscheinungen gelitten.

Doch die Mikroben-Jäger wollten in ihrem bornierten Tunnelblick von all dem nichts wissen und machten sich stattdessen auf die Suche nach einem verantwortlichen Virus.
„Den Grundstein für die Theorie vom Polio-Virus legten 1908 die beiden in Österreich arbeitenden Wissenschaftler Karl Landsteiner und Erwin Popper mit Experimenten, die die WHO nach wie vor als einen der ´Meilensteine bei der Ausradierung von Polio´ bezeichnet." Eine im selben Jahr

wieder einmal auftretende Polio-Epidemie, bei der erneut giftige Pestizide im Spiel waren, führte jedoch nicht dazu, den Hinweisen nachzugehen. Die nur chemisch denkenden Medizinautoritäten benutzten die Pestizide umgekehrt sogar als Mittel, es den unter Lähmungserscheinungen leidenden Kindern zur Linderung der Vergiftung noch zu verabreichen. Und um die krankmachende Wirkung des eingebildeten Virus nachzuweisen, ging man dazu über, so die Autoren, erkrankte Rückenmarksteile von gelähmten Patienten an Affen und andere Tiere zu verfüttern oder in Extremitäten, Bauch oder Gehirn zu injizieren. Wenige wurden gelähmt, andere starben, viele erkrankten anderweitig oder blieben gesund. – Doch kann diese „Pampe" ja absolut nicht als wissenschaftlich isoliertes Virus bezeichnet werden, abgesehen davon, dass überhaupt noch niemand ein Virus gesehen haben konnte, denn das Elektronenmikroskop, mit dem es nach heutiger Meinung erst sichtbar gemacht werden könnte, wurde erst 1931 erfunden.

„Und selbst noch 1948 wusste man immer noch nicht, ´wie das Polio-Virus in den Menschen eindringt´, wie der Experte John Paul von der Yale-University auf einem internationalen Poliomyelitis-Kongress in New York City konstatierte." (S. 62)

Obgleich alles dagegensprach, dass es sich bei der Kinderlähmung um eine ansteckende Virus-Krankheit handeln würde, wurden diese Studien Ausgangspunkt eines jahrzehntelangen Kampfes, der sich ausschließlich auf ein imaginäres Polio-Virus konzentrierte. *„Und wo die Virenjäger wirkten, da waren die Impfstoffhersteller nicht fern."* Und trotz des Nachweises, dass die Pampe bei Affen nicht über den Mund, sondern nur durch Injektionen in das Gehirn Lähmungen erzeugte, und trotz des Nachweises, dass kein Tier von einem anderen die Krankheit bekommt, also kein Virus eine Infektion bewirkt – die Virus- und Impfstoffjäger würdigten nichts, was außerhalb ihres schmalen Virus-Pfades lag, auch nur eines Blickes.

Der Forscher Jonas Salk verkündete Mitte des 20. Jahrhunderts, das Polio-Virus und einen Impfstoff, der es besiegen werde, gefunden zu haben, was in den USA als eine der größten Entdeckungen des 20. Jahrhunderts gefeiert wurde.

Doch schon in Versuchsreihen mit Affen habe der Polio-Impfstoff schwere Lähmungen verursacht. Und auch Kinder, die geimpft wurden, entwickelten in zunehmender Zahl Symptome von Kinderlähmung. Experten in den USA konstatierten schließlich in einer Region, dass nur gegen Polio geimpfte Kinder an Polio erkrankten. Dabei sei in neun von zehn Fällen die Lähmung in dem Arm aufgetreten, in den der Impfstoff injiziert worden war.

„Am 8. Mai 1955 stoppte die US-Regierung die gesamte Impfstoffproduktion. Kurze Zeit später wurde von weiteren 2.000 Polio-Fällen berichtet, und zwar in Boston, wo Tausende geimpft worden waren. Im ´geimpften´ New York verdoppelte sich die Zahl der Fälle von Kinderlähmung. In Rhode Island und Wisconsin verfünffachte sie sich sogar."

Bei Wikipedia heißt es, der Salk-Impfstoff *„wirkte jedoch nur unzureichend"*. Das ist nicht nur verharmlosend, sondern die Wahrheit bewusst verfälschend.

Jedenfalls war der Salk-Impfstoff nicht der große Sieger des vermeintlichen Polio-Virus. Schon nach der Statistik war bis 1953, als der Impfstoff eingeführt wurde, die Zahl der Polio-Opfer bereits von selbst drastisch gefallen, in den USA um 47 % und in England um 55 %. Auch wird nicht der später entschärfte Impfstoff den weiteren starken Rückgang der Kinderlähmung bewirkt haben, sondern die sukzessiven Verbote der hochtoxischen Pestizide, zu denen auch das DDT gehörte. Doch das kann hier nicht weiter ausgeführt werden. (Siehe dazu S. 67 f. in „Virus-Wahn".)

Fazit

Die skizzierte grundsätzliche Fehlentwicklung in der modernen Medizin beruht auf der Übernahme monokausalen Denkens aus der anorganischen Natur, wo es berechtigt ist, in den menschlichen lebendigen Organismus. Dies wurde begünstigt durch ein materialistisches Denken, das die Ursache von physischen Krankheiten nur in der Einwirkung von wiederum physisch materiellen Dingen sehen kann, und seien sie auch noch so klein, dass sie gar nicht mehr wahrnehmbar sind. Aber hier verlässt man den Boden exakter Wissenschaft und erhebt sich in die windige Luft wissenschaftlich verkleideter Spekulationen[3].

Doch selbst wenn Viren so wie die Bazillen und Pilze wahrnehmbar wären, fehlt der wissenschaftlich exakte Nachweis, dass sie Erreger und Ursache der Infektionskrankheiten sind. Das ist nur Vermutung und Behauptung. Das zeitgleiche Auftreten schädlicher Mikroben mit bestimmten Krankheiten zeigt vielmehr, dass sie den Nährboden der Krankheit brauchen, um sich entfalten zu können, diese also umgekehrt für das Auftreten dieser Mikroben ursächlich sind. Das erst macht den Weg frei, die eigentlichen Krankheitsursachen ins Auge zu fassen.

(Anmerkung vom Verlag: Mit der Entdeckung der „Biologie nach Hamer“ können die Ursachen von Krankheiten klar erfasst und wissenschaftlich bewiesen werden. Ein Nährboden einer „Krankheit“ kann nur gefunden werden, wenn z.B. Mangelerscheinungen, Unfälle oder Vergiftungen vorliegen. Selbstverständlich münden unsauberes Trinkwasser und Mangelernährung ebenfalls in den oben beschriebenen „Nährboden“ vom Verfasser. Dennoch ist dies nicht die Grundlage dafür, dass Mikroben auftreten. Die Mikroorganismen leben mit uns in einer Symbiose. Kann eine seelische Verletzung gegenstandlos werden, sind es die Mikroben, die Gewebe ab- oder aufbauen und damit den Normal-Zustand (Gesundheit) wieder herstellen).

Dass sich in den letzten hundert Jahren die Mikroben-Killer-Theorie in aller Breite etablieren konnte, wäre ohne Täuschung und Betrug in der Forschung, ohne Korruption in den staatlichen Gesundheitsbehörden, ohne das üppige Geld der aufstrebenden Pharmaunternehmen und, nicht zu vergessen, ohne die unterstützenden skrupellosen Medien in dieser Weise nicht möglich gewesen.

Selbst der Virus-Forscher Luc Montagnier[4] befürchtet, *„dass die wissenschaftliche Community aufgrund ihrer korrupten Verflechtungen mit Regierungs- und Unternehmensinteressen immer mehr das Vertrauen der Öffentlichkeit verliert."*
Diese korrupten Sphären würden *„die wissenschaftlichen Wahrheiten vor der Öffentlichkeit verstecken, sobald sie wirtschaftlichen Interessen zuwiderlaufen könnten."*
Vielfach wird einem entgegengehalten, das kritisierte eindimensionale mikrobiologische Denkmodell habe nun mal großartige Heilungserfolge erzielt. Doch wie sieht es damit insgesamt aus? Nach einschlägigen Untersuchungen, so die Autoren von „Virus-Wahn", *„geht das Ganze so weit, dass z. B. die amerikanische ´Gesundheits´-Industrie mit ihrem Pillen-Wahn jährlich rund 800.000 Todesfälle zu verantworten hat – mehr als jede Krankheit (inklusive Krebs und Herzinfarkt). Und auch in Deutschland sterben schätzungsweise Zehntausend an Fehlbehandlungen und falschem Medikamenteneinsatz. ´In den USA und Europa stellen verschreibungspflichtige Medikamente nach Herzleiden und Krebs die dritthäufigste Todesursache dar´, so Peter C. Gotzsche, Medizinprofessor und Mitbegründer der renommierten Cochrane Corporation."* (S. 15)
Was ist das für eine Medizin?

Quellenangabe

Wie die Theorie von den tödlichen Mikroben in Medizin und Gesellschaft die Macht ergriff

1 Die „Wissenschaft“ vom Virus, das einfach nicht nachzuweisen ist; siehe S. 166.

2 https://www.faz.net/aktuell/gesellschaft/gesundheit/coronavirus/soeder-werden-maskenpflicht-auf-keinen-fall-abschaffen-16848135.html

3 siehe hierzu: Die „Wissenschaft“ vom Virus, das einfach nicht nachzuweisen ist; S. 166

4 https://www.narayana-verlag.de/Die-Pest-der-Korruption-Dr-Judy-Mikovits-Kent-Heckenlively-Robert-F-Kennedy-jr/b25855

5 www.fassadenkratzer.wordpress.com

SARS: Corona-Virus erster Akt

ExpressZeitung[12] (Ausgabe 32, Mai 2020; S. 66-69)

Am 19. Februar 2003 meldete CNN, dass eine „mysteriöse Krankheit" in der südchinesischen Provinz Guangdong fünf Menschen getötet habe und seit November mindestens 305 Menschen erkrankt seien. Laut Meldungen der Hongkonger Presse habe es sich um Vogelgrippe gehandelt[1].
Am 5. März 2003 rief der in Hanoi, Vietnam, stationierte italienische WHO-Arzt Dr. Carlo Urbani seinen Vorgesetzten Dr. Shigeru Omi, den Westpazifik-Beauftragten der WHO, in Manila an und bat telefonisch um technische Unterstützung. In seinem Krankenhaus in Hanoi seien viele Patienten und Personal an einer von ihm vermuteten Infektionskrankheit erkrankt. Er nahm an, die Betroffenen könnten sich bei einem aus Hongkong eingeflogenen Patienten angesteckt haben. Omi registrierte dies, doch drängte Urbani, am 09.03. an einer Tagung in Bangkok (Thailand) teilzunehmen. Eigentlich aufgrund der Ansteckungsgefahr ein Akt völliger Verantwortungslosigkeit – zumindest, wenn man an das offizielle SARS-Theoriegebäude glaubt. Trotz aller Bedenken saß Urbani am 11. März im Flugzeug nach Bangkok. Und siehe da: Noch während des Fluges erkrankte auch er:
„Am 11. März zeigten sich bei ihm die ersten Symptome während des Fluges nach Bangkok. Bei seiner Ankunft bat er einen Kollegen vom CDC, der ihn am Flughafen begrüßte, sich ihm nicht zu nähern. Sie setzten sich mit Abstand voneinander und warteten schweigend auf eine Ambulanz mit der notwendigen Schutzausrüstung[2]". Urbani wurde vom Flughafen aus direkt in die Isolierstation eines Hospitals in Bangkok eingeliefert. Ob seine Symptome eine Folge der von ihm vermuteten Infektionskrankheit waren, war jedoch nicht klar.
(Genau wie der „SARS-Entdecker" Carlo Urbani verstarb auch der mutmaßliche Entdecker von COVID-19, der chinesische Augenarzt Li Wenliang, an der von ihm gefundenen Krankheit.

Warum gerade ein Wuhaner Augenarzt auf die Idee kommt, bei einer Krankheit, die mit keinerlei neuen oder anderweitig besonderen Symptomen daherkommt, einen neuen Virus zu vermuten und sich auf die Suche nach diesem zu machen, bleibt ein Rätsel. Das Ableben des Mannes sorgte auf der ganzen Welt für Schlagzeilen. Das junge Gesicht des 34-jährigen Arztes wurde genutzt, um zu vermitteln, die neu gefundene Krankheit sei sehr gefährlich).

Hongkong: Ursprungsort?

Jetzt setzte die SARS-Kampagne ein: Kaum hatte Urbani Hanoi verlassen, gab Dr. Shigeru Omi am 12. März im Namen der WHO einen Bericht heraus und warnte vor einem „Schweren akutem Atemwegssyndrom" ´unbekannter Ursache´, kurz: SARS. Vorher hatte man noch von einer Vogelgrippe gesprochen. Die WHO schrieb auf ihrer Webseite: „Bisher konnte keine Verbindung zwischen diesen Ausbrüchen von akuten Atemwegserkrankungen in Hanoi und Hongkong und den Ausbrüchen von Vogelgrippe (H5N1) hergestellt werden, die am 19. Februar aus Hongkong berichtet wurden. Die Untersuchungen dauern an, und Laboruntersuchungen der Proben aus Vietnam und Hongkong werden durch mit der WHO kooperierenden Zentren in Japan und USA vorgenommen."

Hongkong wurde ohne Beweise zum Ursprungsort von SARS gemacht, weil Urbani sich bei einem Patienten aus Hongkong angesteckt habe: Aus Hongkong einreisende Personen, die Grippesymptome aufwiesen, waren fast auf der ganzen Welt ab sofort mögliche SARS-Fälle. In Europa wurden erste Verdachtsfälle mit SARS in Verbindung gebracht, außerdem erste „Todesfälle" in Kanada. Auch in Deutschland traten die ersten Verdachtsfälle auf. Allein Symptome und ein kürzlicher Besuch Hongkongs reichten für den SARS-Verdacht aus. Am 15. März 2003 gab die WHO eine weltweite Reise-Warnung aus.

SARS-Verdächtige wurden in der Regel sofort, selbst wenn sie keine Symptome zeigten, unter strenge Quarantäne gestellt und mit starken antiviralen Medikamenten behandelt. Mitunter auch mit Antibiotika. Ob erst diese Behandlung die Beschwerden verursachte oder verschlimmerte, wurde nicht untersucht. So starb der italienische Arzt Carlo Urbani, der als Entdecker der Krankheit gilt, in Bangkok möglicherweise an einer Überbehandlung.

Nichts als eine Vermutung

Mitte März 2003 war das globale Wettrennen der epidemiologischen Institute um die „Entdeckung" des geheimnisvollen SARS-Virus jedenfalls in vollem Gange. Dem erfolgreichen Institut winkten nicht nur weltweiter Ruhm, sondern auch großzügige Zuschüsse zur Finanzierung weiterer Forschungen, Studien und Publikationen. Das Virus blieb einstweilen nichts weiter als eine Vermutung.

Erst drei Wochen später hieß es: „Alle elf Laboratorien, die an SARS arbeiten, stimmen darin überein, dass ein Corona-Virus die primäre Ursache ist", so der WHO-Sprecher Peter Cordingley im Wissenschaftsmagazin New Scientist vom 7. April. Einen Tag später veröffentlichten Wissenschaftler aus Hongkong in der renommierten Fachzeitschrift Lancet einen Beitrag über das Corona-Virus als mögliche Ursache von SARS. In zwei von 50 Patienten seien mittels genetischer Testverfahren (PCR) Corona-Viren nachgewiesen worden, bei 35 weiteren Patienten spezifische Antikörper. In einer Probe habe man das Bakterium „Escherischia Coli" gefunden und bei zwei anderen Patienten die Bakterien „Klebsiella pneumoniae" und „Haemophilus influenzae[3]".

Diese Spuren wurden nicht weiterverfolgt, obwohl sie letztlich als Ursprung einer Krankheit nicht viel unwahrscheinlicher waren als die Coronaviren – von anderen Ursachen wie Luftverschmutzung usw., die niemals zur Diskussion standen, ganz zu schweigen. Die Entscheidung war gefallen: Das weltweite Labornetz der WHO würde sich jetzt nur noch mit dem Corona-Virus als mögliche Ursache von SARS beschäftigen.

Drosten lässt grüßen

Zwei Tage später veröffentlichten Wissenschaftler des Hamburger Bernhard-Nocht-Instituts im „New England Journal of Medicine“ (NEJM) eine Untersuchung, wonach in SARS-Patienten mittels der PCR-Methode Coronaviren nachgewiesen worden waren. Die gefundenen genetischen Sequenzen ähnelten, so das BNI, den bekannten Corona-Viren jedoch nur zu etwa 50 bis 60%. Mit dabei: Christian Drosten, heute der vielleicht wichtigste Regierungsberater in Sachen COVID-19.

Schlussfolgerung der Publikation: Das neue Corona-Virus, auf dessen Existenz man aufgrund der gefundenen Gensequenzen schloss, „könnte“ eine Rolle bei der Verursachung von SARS spielen[4].

Am gleichen Tag erschien im NEJM eine weitere wichtige Publikation der US-Seuchenbehörde CDC, die eine Identifizierung des Corona-Virus als Krankheitsursache für sich in Anspruch nahm[5].

Jetzt grätschte ein Kritiker dazwischen: Frank Plummer, führender SARS-Forscher Kanadas und Direktor eines der WHO-Laboratorien. Am 27. ‚April berichtete U.S. News & World Report, dass laut Plummer in nur 40 % der kanadischen SARS-Patienten das Coronavirus zu finden gewesen sei. Bei einer früheren Krankheitswelle seien es ebenfalls nur fünf von neun Fällen gewesen. Gleichzeitig hätten 20 % der völlig gesunden Kanadier, die kürzlich in Asien waren, das Virus in sich gehabt. Plummer zeigte sich sehr irritiert von den Ergebnissen und kündigte weitere Untersuchungen an. Weiter hieß es: „Vertreter des CDC halten Plummers Daten für wenig überzeugend gegenüber den unveröffentlichten Studien aus den Niederlanden, wonach die Injektion des Virus in Affen zu SARS-ähnlichen Symptomen führte.[6]“

Das Rotterdamer Affen-Experiment

Um welche Studie ging es? Die Erfüllung der Koch-Postulate wurde erstmals von den Forschern der Universität Rotterdam Ende April in Anspruch genommen. Der Schuldspruch gegen das vermutete Virus war zu diesem Zeitpunkt jedoch schon längst gefällt, ohne dass auch nur der geringste wissenschaftliche Beweis vorlag, dass die Atemwegssymptome der angeblichen SARS-Patienten etwas mit einem unbekannten neuen Corona-Virus zu tun hatten. Am 22. Juli publizierte das renommierte Fachmagazin Lancet einen Artikel mit dem „endgültigen Beweis", dass ein bislang unbekanntes spezifisches Corona-Virus der Verursacher der neuen Krankheit SARS sei[7].

Eine Forschergruppe an der Rotterdamer Erasmus-Universität kam darin zu dem Ergebnis, dass die Koch-Postulate durch ihre Experimente mit Affen erfüllt worden seien und damit die Rolle eines spezifischen Virus als Krankheitsverursacher bewiesen sei.

Die Wissenschaftler nahmen eine in einem komplexen Verfahren weitergezüchtete Zellkultur, die ursprünglich von einem angeblich an „SARS" verstorbenen Patienten stammte, und verabreichten sie vier Makakenaffen in den Rachen, die Nase und unter die Augenlider. Die Tiere wurden täglich auf klinische Symptome hin untersucht. Kurz vor der Infektion und jeweils am zweiten, vierten und sechsten nachfolgenden Tag wurden den Affen 10 ml Blut aus den Leistenvenen sowie Abstriche von Nase, Mund, Rachen und After entnommen. Die Tiere zeigten unterschiedliche Symptome wie Lethargie, Hautausschlag und Atemnot, allerdings nicht einheitlich. Das Lungen- und Lymphgewebe mancher Affen zeigte Anomalien.

Grober wissenschaftlicher Unfug

Wie schon erwähnt, ist die Zuordnung der aufgetretenen Symptome nur möglich, wenn das Virus in Reinkultur vorliegt und seine Zusammensetzung eindeutig bestimmt wurde. Dazu lag jedoch keine wissenschaftliche Publikation vor – auch die Rotterdamer Forscher nahmen dies nicht für sich in Anspruch. Die Affen wurden während der Entnahmeprozedur insgesamt vier Mal mit Ketamin betäubt. Mögliche Nebenwirkungen dieses Medikaments beim Menschen: Lethargie, Hautausschlag und Atemnot,

also das, was die Affen auch zeigten. Diese beim Menschen bekannten Nebenwirkungen können sich beim Affen zudem schwächer, stärker oder verändert äußern. Die möglichen Nebenwirkungen von Ketamin wurden in dem Artikel jedoch merkwürdigerweise nicht thematisiert! Im Grunde genommen haben wir es hier mit grober Stümperei zu tun – auf „hochwissenschaftlicher Ebene", versteht sich.
Aufgrund von nur vier Versuchstieren, die noch nicht einmal durchgehend die gleichen Symptome zeigten, von typischen SARS- oder Grippesymptomen wie Fieber und Husten ganz zu schweigen, kamen die Forscher zu der Schlussfolgerung, Corona-Viren seien die Verursacher einer schweren Krankheit. Ein ehrlicher Wissenschaftler würde bei einem solchen Experiment versuchen, alle Einflussfaktoren zu erfassen, die das Ergebnis verfälschen könnten. Dies geschieht üblicherweise durch die Kontrollgruppe, die man den exakt (möglicherweise traumatischen) gleichen Haltebedingungen und Behandlungen aussetzt, inklusive der Betäubung mit Ketamin. Warum war dies unterblieben?" Die im Lancet veröffentlichten Experimente der Rotterdamer Universität waren nicht geeignet, eine virale Ursache von SARS-Symptomen zu beweisen. Der Versuchsaufbau war nicht nur wissenschaftlich fragwürdig, sondern grober Unfug!

Weitere Ungereimtheiten

- Die Hälfte der in Peking gemeldeten Neuerkrankungen hatte zuvor keinerlei Kontakt mit SARS-Verdachtsfällen[8].
- Am 3. Juni fiel der Märkischen Oderzeitung auf, dass die WHO immer nur von „wahrscheinlichen" SARS-Fällen sprach, niemals aber von bewiesenen Fällen. Es gebe keine WHO-Definition für echte SARS-Fälle, sondern „Verdachtsfälle" und „wahrscheinliche Fälle". Die Kategorie „wahrscheinlich" sei die höchste von der WHO vergebene für SARS-Patienten[9].
- Die verwendeten Virentests waren in ihrer Aussagekraft mehr als fragwürdig: Wie die Weltgesundheitsbehörde WHO in einer

Pressemeldung am 22. Oktober 2003 mitteilte, gab es für den Nachweis des angeblichen SARS-Virus immer noch keinen „Goldstandard[10]". Da war die „Epidemie" schon längst vorbei.

Im Sommer 2003 ging die Zahl der „Neuinfizierten" weltweit beständig zurück, das behauptete man zumindest. Offiziell endete die „SARS-Epidemie" mit 8096 Erkrankten und 774 Verstorbenen. Verschwindend geringe Zahlen. Bei aller Tragik für die Betroffenen und ihre Familien war das Gefahrenpotential, das SARS darstellte, geradezu lächerlich. Ohne die weltweite Durchführung von Tests wäre SARS niemandem aufgefallen.

Ob viele der offiziellen SARS-Toten eigentlich an den Medikamenten starben, die man ihnen verabreichte, wurde nie untersucht. Die Süddeutsche Zeitung beschrieb die Behandlung des berühmten Falles Carlo Urbani so: „Sie hatten alles ausprobiert, Antibiotika, neue Medikamente gegen Influenza, ein Virostatikum, mit dem Hongkonger Ärzte angeblich Erfolge erzielt hatten. Geholfen hat nichts. Carlo Urbani war in einem fremden Land, umgeben von sechs vermummten Gestalten mit Masken, Brillen, Anzügen, Schuhüberziehern, doppelten Handschuhen. Menschen, die ihn nicht berühren durften. Um 11:45 Uhr gaben die Ärzte nach dem vierten Herzinfarkt mit den Wiederbelebungsversuchen auf[11]."
Wie viele der 774 „SARS-Opfer" in Wahrheit auf Kosten der Nebenwirkungen dieser Behandlung gingen, werden wir nie erfahren.

Armuts- und Umweltfaktoren als Ursachen?

Als Ausgangspunkt der „SARS-Epidemie" gelten Fälle von schweren Pneumonien in der chinesischen Provinz Guangdong bei Hongkong. Eine verantwortungsbewusste Anamnese hätte natürlich die Lebensverhältnisse der Erkrankten miteinbeziehen müssen. Deshalb wären nähere Informationen über die Zustände in Guangdong von Relevanz gewesen. Nur wer sich dem virologischen Tunnelblick verschrieben hat, dem wird dabei entgehen, dass die katastrophalen Lebens- und Umweltbedingungen in Guangdong wohl noch heute einen chronischen Erkrankungsrisikofaktor darstellen. Die Provinz Guangdong ist eine Sonderwirtschaftszone und erlebt einen High-Tech-Boom ohnegleichen. Die Schattenseiten dieser rasanten Entwicklung sind jedoch extreme Umweltverschmutzung, niedrige Sicherheitsstandards am Arbeitsplatz und die Entstehung von Slums mit menschenunwürdigen Lebensbedingungen. In Guangdong landet der Computerschrott des reichen Westens und wird dort ohne Schutzmaßnahmen und von Hand in seine zum Teil hochgiftigen Bestandteile zerlegt. Hier reichen die Lebensbedingungen völlig aus, um das vermehrte Auftreten von Atemwegserkrankungen zu erklären. Doch diese Lebensbedingungen wurden weder von Virologen noch Politikern oder Behörden als ein zu beachtender Faktor diskutiert – auch 2020 in Wuhan nicht.

Quellenangabe

SARS: Corona-Virus erster Akt

1 TIMES, Special-Report, „The Truth about SARS“, Mai 2003

2NEJM, 15. Mai 2003

3Peiris et.al., The Lancet, 8. April 2003

4Drosten et. al.; NEJM, 10. April 2003

5Ksziazek et. al., nejm.org, 10. April 2003

6 U.S. News & World Report vom 27. April 2003

7 thelancet.com, Newly discovered coronavirus as the primary case of severe acute respiratory syndrome

8 Epidemiologisches Bulletin des RKI Nr. 20/2003 vom 16. Mai 2003

9 Märkische Oderzeitung online, 3.6.2003

10 Deutsches Ärzteblatt, 23. Oktober 2003

11 Süddeutsche Zeitung, 8. April 2003

12 https://shop.expresszeitung.com/shop/shop/alle-ausgaben/ausgabe_32.html

Wie eine einzige Fehlinterpretation am 10.01.2020 die ganze Welt in die Irre führte

Corona_Fakten, October 09, 2020

Diesen Artikel haben wir für Laien und insbesondere auch für die Experten unter Ihnen geschrieben, damit sind alle Virologen, Biochemiker, Mikrobiologen, Zellspezialisten und vor allem die Bio-Informatiker gemeint, **die aus sehr kurzen** Gensequenzen die lange Sequenz der behaupteten Viren **errechnen**. Jeder von Ihnen besitzt nicht nur die Pflicht zu moralisch-ethischem Handeln, sondern sollte auch dem beruflichen Ehrenkodex, den klaren wissenschaftlichen Regeln folgen.

Die verbindlichen wissenschaftlichen Regeln[1] schreiben das strikte Anzweifeln und Überprüfen wissenschaftlicher Aussagen vor, bevor diese veröffentlicht werden.
Das ist bei Corona **nachweislich nicht** geschehen.
Das Gegenteil geschieht: Die bisher angeschriebenen Virologen entziehen sich mit **ständigem Ausweichen** den klaren Fragen, ignorieren sichtbar gemachte Widersprüche und Widerlegungen, verletzten Denkgesetze und Logik. Es ist klar, dass es schwierig sein kann, Fehler einzugestehen. Hier geht es aber erkennbar um Leben und den Erhalt von Gesellschaft und Wirtschaft.
Alle werden deswegen und hiermit gebeten, das Folgende in Ruhe und vor allem genauestens zu prüfen. Wir werden aufzeigen, wie es durch einen folgenschweren Irrtum im Dezember 2019 zu einer derartigen Fehlentwicklung, wie wir sie derzeit erleben, überhaupt hatte kommen können.
Was war nun der genaue Auslöser und wo passierte der Fehler, dem jedermann aufgesessen ist und den kaum einer wahrzunehmen schien? Sprich: Ein Fehler, den keiner „für voll“ nahm und der doch darin mündete, die ganze Welt in jenen Panikmodus zu versetzen, der dazu führte,

dass man in kollektiver Weise die grundlegendsten wissenschaftlichen Aufgaben und Pflichten außer Acht ließ?
Es wäre uns ein Leichtes, etliche Damen und Herren Virologen sowie Experten verwandter Fachbereiche vorzuführen und bloßzustellen, allein anhand des E-Mail-Verkehrs, in welchen wir die Verantwortlichen involvierten.
Hierin besteht aber nicht unser Grundanliegen, denn wir glauben noch immer an das Gute im Menschen, wir glauben an die innere Ehrlichkeit und **wissenschaftliche Wahrhaftigkeit**.
Wir möchten, dass jeder die Möglichkeit erhält, sein Gesicht wahren zu können. Einem jeden dieser Entscheidungsträger und Wissenschaftler in den betreffenden Behörden, Institutionen und Universitäten bietet sich jetzt die Chance, als Held in die Geschichte einzugehen und die ausgelöste Eigendynamik, die das Leben vieler Menschen, den Zusammenhalt der Gesellschaft und das Funktionieren der Wirtschaft gefährdet, nicht nur ein Ende zu bereiten. Die Corona-Krise birgt bei Bewältigung eine riesige Chance für alle.

Wie fing eigentlich die Corona-Panik an? Wir zeigen es Ihnen!

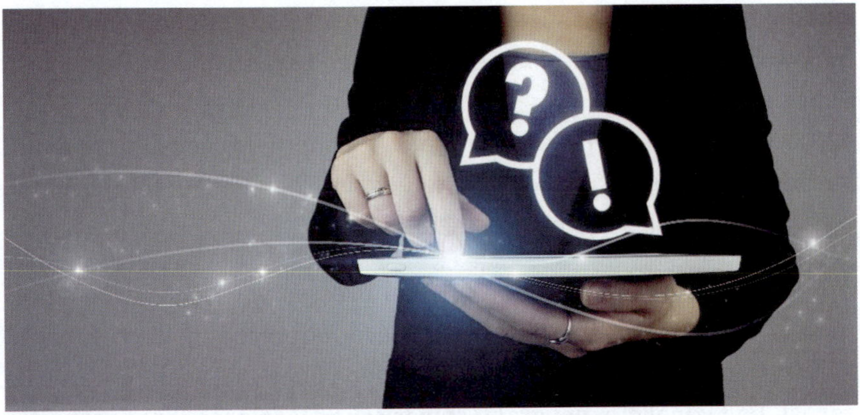

Abb. 17

Die Corona-Krise fand ihren Ursprung in China.

Am 30.12.2019 teilte der Augenarzt Li Wenliang per WhatsApp an Berufskollegen mit, dass sich 7 Menschen mit Lungenentzündung in seinem Krankenhaus befänden, die vielleicht an SARS litten.
Es handelte sich um lediglich sieben Patienten, **bis zum entscheidenden 20.1.2020 waren es in der 11-Millionen-Metropole Wuhan nur 49** – bitte halten Sie sich diese Relation vor Augen, wenn wir Sie daran erinnern, dass China eine Bevölkerung von um die 1,4 Milliarden Menschen aufweist.
Nun passierte etwas, was so nicht hätte geschehen dürfen: Einer der sieben Empfänger der privaten WhatsApp-Mitteilung veröffentlichte – ohne sich der möglichen Konsequenzen bewusst zu sein – einen Screenshot dieser Nachricht im Internet!

Gleichzusetzen mit der Geburtsstunde einer Panik: Sieben **vermeintliche** SARS Fälle**, wobei die Infektiologen die zahlreichen bekannten Ursachen von atypischer Lungenentzündung verschweigen**!

Am 31.12.2019, also genau einen Tag später, entsandte die Regierung in Peking eine „Eingreiftruppe", die aus Virologen und Epidemiologen bestand, um die Angelegenheit in Wuhan zu unterstützen und um die Behauptung des Vorliegens einer epidemischen Lage zu überprüfen und zu verifizieren!
Ab hier beginnt es, heikel zu werden: Wir nähern uns genau den wichtigen Fakten, die zu all dem fehlgeleiteten panischen Verlauf führten – und nur von den wenigstens bemerkt wurden!

Am 01.01.2020 startete Prof. Christian Drosten von der Charité sofort mit der Entwicklung eines PCR-Tests, bevor überhaupt geklärt war bzw. geklärt sein konnte, ob der Bericht aus China über SARS wahr und bewiesen ist, und vor allem, **bevor die chinesischen Virologen ihre Ergebnisse**

der Öffentlichkeit zugänglich gemacht hatten! Er sagte aus, dass er seit dem **01.01.2020** ein genetisches Nachweisverfahren entwickelt hat[2], mit dem er die Anwesenheit eines neuen Corona-Virus in Menschen zuverlässig beweisen könne. Woher wollte er wissen, dass es sich nicht um das alte SARS-Virus von 2003 handelte oder um unzählige Nicht-Corona-Viren, die ebenfalls eine atypische Lungenentzündung hervorrufen sollen?

Als am 10.1. und 12.1.2020 im Internet **vorläufige** Zusammenstellungen von Sequenzen erschienen, die nachträglich verändert und am 24.01.2020[3] sowie am 03.02.2020[4] wiederveröffentlicht wurden, stellte dies das Resultat der ersten beiden **Versuche** dar, dass noch unbekannte Virus zu identifizieren.
Die Virologen der CCDC hatten hierfür die Sequenzen kurzer Genstückchen mittels Computerprogramme theoretisch zu einem möglichen Erbgutstrang zusammengesetzt.

Was bedeutet das genau?

Der Publikation von Fan Wu et al, in Nature, Vol 579 vom 03.02.2020[5], in der das Genom *(kompletter Erbgutstrang)* des SARS-CoV-2 zum ersten Mal vorgestellt und **zur Vorlage aller weiteren Alignments** *(Ausrichtungen)* wurde, war zu entnehmen, dass man eindeutig die **gesamte** aus einer Bronchiallavage (BALF) eines Patienten gewonnene **RNA** genutzt hatte, **ohne dass zuvor eine Isolation oder Anreicherung von viralen Strukturen bzw. Nukleinsäuren stattgefunden hätte.**
Diese RNA wurde dann in cDNA umgewandelt und Moleküle mit einer Länge von gerade einmal 150 Nukleotiden sequenziert, um mithilfe derer rein rechnerisch das komplette Genom, welches eine Länge von ca. 30.000 Nukleotiden aufweist, zu konstruieren.
Damit Sie tatsächlich nachvollziehen können, was hier geschah, nochmal im Klartext:

Prof. Christian Drosten von der Charité in Berlin ließ in der Firma Tib Molbiol die Reagenzien (Primer) für den SARS-CoV-2-Virus-PCR-Test synthetisieren, **noch bevor** die chinesischen Wissenschaftler um Fan Wu in der Nacht **vom 10.1.2020 auf den 11.1.2020** ihre vorläufigen Sequenzvorschläge für das Virus online der Welt präsentiert hatten.

Weil uns dies in Erstaunen versetzte, knöpften wir uns deren Publikation[6] vor und mussten der Tatsache ins Auge sehen, dass die chinesischen Virologen das Genom des später in SARS-CoV-2 umbenannten Virus lediglich rein **rechnerisch, durch Aufaddieren** von sehr kurzen Sequenzstücken erstellt haben.

Das vollständige Genom, geschweige denn größere Teile davon, wurde von ihnen nicht aufgefunden!

Mehr noch: Sie haben kein Virus oder virale Strukturen und hiervon die viralen Nukleinsäuren isoliert, sondern lediglich die gesamte mithilfe einer Lungenspülung gewonnene RNA.
Und man erschuf aus sehr kurzen Teilstückchen von üblicherweise 21 bis 25 Nukleotiden (Basen), darunter ganz Vereinzelte mit einer Länge um 100 Nukleotide dann das Genom des Virus, bestehend aus 30.000 Basen, lediglich computergestützt, durch die Anordnung an ein vorgegebenes Genom (Alignment).
Hätte es keine Genom-*(Erbgutstrang)-Vorlage gegeb*en, hätte niemand ein neues Virus erstellen können. Bestehende Lücken wurden durch Fan Wu et al **rechnerisch geschlossen**, unter der **Annahme**, wie die **angenommenen** Eiweiße des **angenommenen** Virus und deren **angenommene** Gene *(beim SARS-CoV-2 sind es 10 Gene)* und deren RNA-Produkte **wahrscheinlich** aussehen.
Von welchem Umfang diese Lücken waren – ob es sich hier um 10 % oder 90 % des Genoms handelt, ist der Publikation nicht zu entnehmen.

Außerdem wird die RNA meistens in c(opy)DNA verwandelt, um sie (mit den NGS-Techniken) sequenzieren zu können. Direkte RNA-Sequenzierung (Third Generation Sequencing, z. B. Nanopore) ist keine Routine, da diese Technik 10 % Fehler erzeugt (oder die bisherigen Techniken 10 % Fehler erzeugten!).
Was hier getan wurde, ist die Schaffung eines Modells eines "Virus" am Computer, von dem man ausgeht, dass dieses in der Realität so existieren könne, weil ein Algorithmus, welcher zuvor programmiert wurde, dieses Modell als „richtig" empfindet.

Wichtig ist aber zu verstehen, dass dieses Virus-Modell noch nie, von niemandem weltweit, als Ganzes und Intaktes isoliert wurde.
Wären viele Viren vorhanden, könnte man sie wie Bakteriophagen einfach in großer Zahl im Dichtegradienten isolieren, in isolierter Form in großer Zahl fotografieren und komplett biochemisch charakterisieren.

Die Anwesenheit langer Nukleinsäuren kann man direkt in der Gelelektrophorese[7] nachweisen, auch RNA, was bis heute bei keinem krankmachendem Virus geschehen ist.

Der nächste elementare Fehler:
Die chinesischen Virologen haben **keine Kontrollexperimente** durchgeführt, um auszuschließen,

- dass auch mit menschlicher/mikrobieller RNA aus einer Lungenspülung eines **gesunden** Menschen,
- eines Menschen mit einer **anderen Lungenerkrankung**,
- eines Menschen, der SARS-CoV-2-**negativ getestet** wurde,
- oder aus solcher RNA aus **Rückstellproben** aus der Zeit, als das SARS-CoV-2-Virus noch unbekannt war,

genau die gleiche Aufaddierung eines Virus-Genoms aus kurzen RNA-Bruchstücken möglich ist!

Nicht nur würden diese Kontrollexperimente beweisen, dass aus ganz normaler menschlicher/mikrobieller RNA das gleiche Genom (Erbgut-Modell) anhand eines Alignments erzeugt werden kann, sondern sind diese Kontrollexperimente wissenschaftliche Praxis und, wie schon mehrmals gesagt, seit 1998 durch die Deutsche Forschungsgemeinschaft verpflichtend!
Allein dieses Fehlverhalten und die Fehlinterpretation durch alle Virologen, auf Grund von

a) Unkenntnis
b) unzureichender Recherche der Studien
c) Panik
d) politischem Druck
e) oder einfach Ignoranz
führte uns in diese falsche Pandemie.

Bis heute hat kein einziger Virologe weltweit ein ganzes und intaktes SARS-CoV-2-Virus in der Realität zu Gesicht bekommen.
Wenn es nicht so traurig wäre, könnten wir alle über diesen Fehler lachen, leider ist uns dieses aber bereits vergangen.

Bereits 1951 hatte sich die Virologie aufgelöst und verabschiedet:
An dieser Stelle legen wir Ihnen nochmals die Schrift von *Prof. Karlheinz Lüdtke* nahe. Es lohnt sich diese in Augenschein zu nehmen. Diese finden Sie unter Quelle 8. (*Prof. Karlheinz Lüdtke; Max-Planck-Institut für Wissenschaftsgeschichte, Frühgeschichte der Virologie, Sonderdruck 125, 89 Seiten, 1999. i. K. (A 2)*[8].
Darin wird aufgezeigt, dass bis 1953 jedem Virologen und der Wissenschaftsgemeinschaft klar und bekannt war, dass alle Bestandteile, die bis dato als Bestandteile von Viren gedeutet wurden, sich durch Kontrollversuche als Bestandteile von abgestorbenen Geweben und Zellen entpuppten.

Diese wichtigen und elementaren Kontrollexperimente wurden bis heute beim SARS-CoV-2-Virus nicht durchgeführt!
Somit gibt es keinen einzigen Beweis dafür, dass wir ein neuartiges Virus gefunden haben!

Am 21.01.2020 ***(3 Tage vor der ersten Veröffentlichung der Chinese Center for Disease Control and Prevention [CCDC])*** empfahl die WHO[9] allen Nationen die Anwendung des von Prof. Drosten entwickelten "sicheren" Test-Verfahrens.

Hier nochmal der Tatbestand: Prof. Drosten benutzte wissenschaftlich **NICHT** geprüfte Daten für seinen schnell globalisierten PCR-Test des 2019-nCoV-Virus, das am 07.02.2020 unter seiner Mitwirkung in SARS-CoV-2 umbenannt wurde. Damit erweckte man den Schein, die Chinesen hätten tatsächlich ein neuartiges Virus entdeckt, dem war allerdings zu keiner Zeit so![10] (Siehe hierzu Quelle 10).
Die Behauptung, er habe ein zuverlässiges Testverfahren entwickelt, ist somit völlig unmöglich!

Am 23.01.2020: Veröffentlichung (PDF)[11] der Entwicklung des Testverfahrens von Prof. Drosten. Auf **Seite 3** dieses Beitrags, **linke Spalte, 8 Zeile von unten**, (Quelle siehe 11) beschreibt er den ersten und entscheidenden Schritt seines Vorgehens:

„Vor der Bekanntmachung öffentlicher Virus-Sequenzen aus Fällen mit 2019-nCoV, haben wir uns auf Berichte aus den Sozialen Medien verlassen, in denen der Nachweis eines SARS-ähnlichen Virus angekündigt wurde. Deswegen haben wir angenommen, dass ein mit SARS in Verbindung stehendes CoV beim Ausbruch involviert ist."

Zu dieser Zeit lagen keinerlei klinische Daten vor, die diese Vermutung hätten stützen können.

Auf Seite 2, linke Spalte heißt es:

"Im vorliegenden Fall von 2019-nCoV sind Virusisolate oder Proben von infizierten Patienten der internationalen Gemeinschaft für das öffentliche Gesundheitswesen bisher nicht zugänglich. Wir berichten hier über die Einrichtung und Validierung eines diagnostischen Arbeitsablaufs für das 2019-nCoV-Screening und die spezifische Bestätigung, der in Ermangelung verfügbarer Virusisolate oder Original-Patientenproben entwickelt wurde. Design und Validierung wurden durch die enge genetische Verwandtschaft mit dem SARS-CoV von 2003 ermöglicht und durch den Einsatz der synthetischen Nukleinsäuretechnologie unterstützt."

Erst am 24.01.2020[12] **und 03.02.2020**[13] **veröffentlichten** die maßgeblichen Virologen der chinesischen Seuchenbehörde (CCDC) ihre Ergebnisse.
Sie berichten über die Isolation „vieler“ kurzer Gensequenzen, die gedanklich aneinandergereiht, einen Erbgutstrang eines neuartigen Virus darstellen **könnten** *(Modell anhand eines Alignments)*.
Die Autoren wiesen **ausdrücklich** darauf hin (auch alle anderen beteiligten Virologen bis heute „Stand 09.10.2020[14]“, dass die **zwingend notwendigen Experimente** noch nicht durchgeführt wurden, die es erlauben würden, die Behauptung aufzustellen, dass es sich tatsächlich um einen Erbgutstrang eines krankmachenden viralen Erregers handelt.
Im Gegenteil: Die chinesischen Virologen weisen sogar explizit darauf hin, dass der konstruierte Erbgutstrang bis zu 90% Ähnlichkeit mit Erbgutsträngen harmloser und seit Jahrzehnten bekannter, behaupteter Corona-Viren in Fledermäusen hat.
Diese 90%-Ähnlichkeit ergibt sich aus der Tatsache, dass als Vorlage zum Ausrichten der zahlreichen sehr kurzen Gensequenzen (= Alignment) eben genau ein solches „Genom“ eines harmlosen Fledermaus-“Corona-Virus“ verwendet wurde. Wobei zu sagen ist, dass dieses Fledermaus-Genom, wie alle „Genome“ krankmachender „Viren“ nur errechnet, also

gedanklich aus sehr kurzen körpereigenen Gensequenzen und/oder aus Genbruchstückchen zahlreicher Mikroben zusammengesetzt wurden, die in der Realität als ganzer Erbgutstrang nie gefunden und als ganzes „virales Genom“ auch in der wissenschaftlichen Literatur an keiner Stelle auftauchen.
So heißt es in der Studie vom 24.01.2020[15] unter **Discussion** *"**o**ur study does not fulfill Koch's postulates" (Übersetzt: Unsere Studie erfüllt nicht die Koch'schen Postulate).*

Diese Tatsachen und Fakten zeigen eindeutig auf, dass zu keiner Zeit ein Nachweis für ein krankmachendes Virus existierte. Die Panik, die durch Medien und andere erzeugt wurde und immer noch wird ist keinesfalls zu rechtfertigen. In einem Interview zwischen Prof. Marcel Tanner *(Leiter der Corona-Taskforce und Präsident der Akademien, Schweizer Epidemiologe und Public Health Spezialist)*, Samuel Eckert und CoronaFakten bestätigte Prof. Tanner:
"dass der Test von Prof. Drosten nicht den notwendigen wissenschaftlichen Standards entspricht und sehr viele falsch-positiv-Ergebnisse erzeugte, so dass wir überhaupt erst in diese Corona-Panik geraten konnten. Prof. Tanner führte dazu im Folgenden beschwichtigend aus, dass man das Vergangene – sprich den Auslöser – ruhen lassen sollte, weil man das Rad nicht zurückdrehen kann.“ **(Quelle: 16; ab Min. 21:05 bis Min 23:00).**

Schlussfolgerung

Wenn man verstanden hat, dass bis heute folgende Dinge passiert sind:

- Es wurden keine Kontrollexperimente durchgeführt.
- Es handelt sich nur um ein gedankliches Modell eines neuen Virus, das rechnerisch durch Aufaddieren und anhand eines Alignment kreiert wurde.
- Zu keiner Zeit wurde ein ganzes und intaktes Virus isoliert.
- Ein PCR-Test wurde entwickelt von Prof. Christian Drosten, der auf Annahmen beruht, die zu damaliger Zeit **überhaupt** keine wissenschaftliche Grundlage hatte und heute nur eine offensichtlich pseudo-wissenschaftliche Rechtfertigung hat, die sich bei der Überprüfung als irrig herausstellt und sich selbst widerlegt.
- Alle Virologen weltweit sind Opfer dieser gleichen Fehlannahme, da sie fundamentale wissenschaftliche Praxis missachteten, oder nicht überprüften.
- Die Medien erzeugten eine Panik, für die zu keiner Zeit eine Grundlage bestand.
- **Die Erkenntnisse, wie die Symptome in Wirklichkeit entstehen, die den Viren zugesprochen werden, sind vorhanden und warten auf Anwendung. Das ist nur eine der Dimensionen, warum die Corona-Krise eine Chance für alle ist.**

Quellenangabe

Wie eine einzige Fehlinterpretation am 10.01.2020 die ganze Welt in die Irre führte

1https://www.dfg.de/foerderung/grundlagen_rahmenbedingungen/gwp/

2 https://www.eurosurveillance.org/content/10.2807/1560-7917.ES.2020.25.3.2000045

3 https://pubmed.ncbi.nlm.nih.gov/31978945/

4 https://pubmed.ncbi.nlm.nih.gov/32015508/

5 https://pubmed.ncbi.nlm.nih.gov/32015508/

6 https://www.nature.com/articles/s41586-020-2008-3

7 https://de.wikipedia.org/wiki/Gelelektrophorese

8 https://impfen-nein-danke.de/u/P125.pdf

9 https://www.medica.de/de/News/Archiv/Diagnostika_erster_Test_f%C3%BCr_neuartiges_Coronavirus_entwi-

ckelt

10 https://telegra.ph/Das-Ende-der-Virologie-und-Corona-durch-gezielte-Fragen-09-24

11 https://www.eurosurveillance.org/content/10.2807/1560-7917.ES.2020.25.3.2000045

12 https://pubmed.ncbi.nlm.nih.gov/31978945/

13 https://pubmed.ncbi.nlm.nih.gov/32015508/

14 https://telegra.ph/Alle-f%C3%BChrenden-Wissenschaftler-best%C3%A4tigen-COVID-19-existiert-nicht-07-03

15 https://pubmed.ncbi.nlm.nih.gov/31978945/

16 https://www.youtube.com/watch?v=fnUlfqkeJuk

Corona: Die nachvollziehbare und überprüfbare Widerlegung der Virus-Behauptungen

Corona_Fakten, October 15, 2020

Nachdem wiederholt die Bitte an uns herangetragen wurde, die Videos von Dr. John Tal *(Pseudonym)* unter die Lupe zu nehmen, soll dies nun in Form dieses Artikels geschehen. Vorweg möchten wir betonen, dass wir uns sicher sind, dass Dr. John Tal reinsten Gewissens und in absoluter Überzeugung agiert. Unserem eigentlichen Wunsch entspräche es, wenn Dr. John Tal diesen Artikel, der sich auf sein Video „Falschinformation bezüglich der Verfügbarkeit von SARS CoV2 Isolaten aufgeklärt[1]" bezieht, liest und eventuell seinen Denkfehler erkennt und gemeinsam mit uns an der Aufklärung arbeiten würde. Jemanden wie ihn hätten wir gern mit im Team! Dies soll definitiv als Entgegenkommen und keineswegs als Angriff verstanden werden!

Dr. John Tal geht davon aus, dass durchaus Virusisolate existieren und diese ordnungsgemäß und nach den wissenschaftlichen Regeln der Kunst dokumentiert wurden. Dass dieser Umstand jedoch **keinesfalls** vorausgesetzt werden darf, belegen wir in diesem Kapitel. Wir werden gleichzeitig **eine nachvollziehbare und überprüfbare Widerlegung der Virus-Behauptungen vorlegen.** Wir hoffen sehr, dass er den Kontakt zu uns sucht oder mit einem weiteren Video auf seinem YouTube-Kanal Stellung bezieht.

Wichtige Zusatzinfo: Wir suchen Virologen und Bio-Informatiker, die sich mit dem Alignment auskennen, die uns dabei unterstützen die notwendigen Kontrollexperimente selbst durchzuführen, da sich die eingesessenen Verantwortlichen **bis heute weigern!**

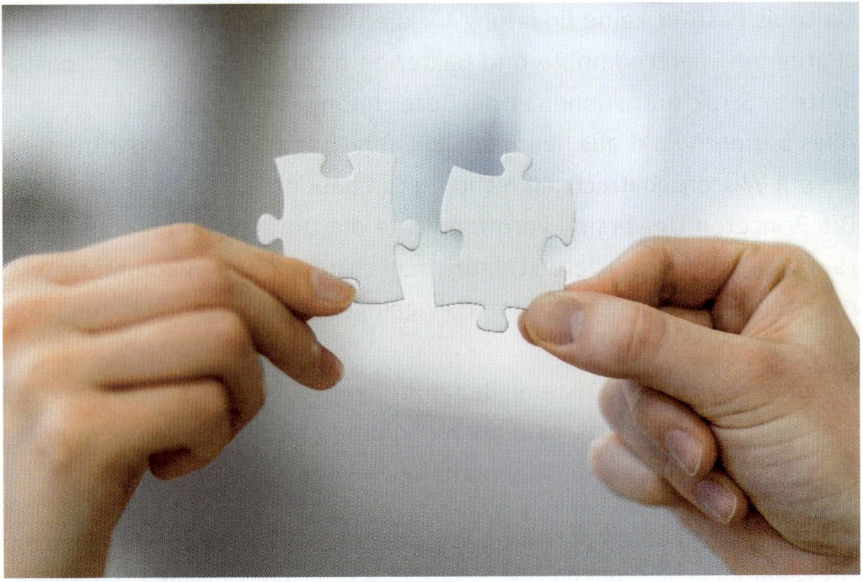

Abb. 18

Um verstehen zu können, warum die „Wissenschaft" der Virologie aufrechterhalten wurde, trotzdem sich diese bereits 1951 selbst widerlegt hatte, möchten wir Sie nun auf eine kurze Reise in die historischen Abläufe entführen.

Wie kam es überhaupt zur Existenzbehauptung von Viren und zu welchem Zweck geschah das?

Für die Beantwortung dieser Frage begeben wir uns in der Geschichte weit zurück, mehr als 100 Jahre, im Prinzip in die Zeit des Wirkens von Edward Jenner und Louis Pasteur, wobei wir uns hier auf letzteren konzentrieren werden.

Als Louis Pasteur die Existenz von Viren postulierte, gab es weder eine Grundlage dafür, noch verfügte man über geeignetes Werkzeug (EM) zur Darstellung von Strukturen solcher Winzigkeit, wie man sie für Viren vermutet.

Da Louis Pasteur keine Erklärung für die Ursache des Erkrankens seiner „Patienten“ liefern konnte und Bakterien nicht in Frage kamen, **postulierte** er Strukturen, denen er die Bezeichnung "Virus" verlieh.
Alles basierend auf aus heutiger Sicht sehr fragwürdigen Experimenten, die mit Wissenschaftlichkeit nichts zu tun haben.
Die Princeton University[2] veröffentlichte die Untersuchung seiner Laboraufzeichnungen, bei deren Lektüre man zu dem Ergebnis kommen muss, dass Louis Pasteur seinerzeit massiv gelogen, betrogen und manipuliert hatte.
Mit anderen Worten: All seine Behauptungen, auf die sich unter anderem die Impfindustrie stützt, sind als vollkommen wertlos zu betrachten, da er im höchsten Grade unwissenschaftlich vorging.

Bis 1951/52 glaubten die Virologen, dass es sich bei einem Virus um ein toxisches Eiweiß oder Enzym handele, das sowohl direkt seine giftige Wirkung entfaltet als auch sich im Körper vermehrt, ausbreitet und obendrein zwischen Menschen und Tieren übertragen werden kann.
Von dieser Idee verabschiedeten sich Medizin und Wissenschaft im **Jahr 1951**, weil weder die Darstellung der vermuteten Viren mittels Elektronenmikroskop noch die Durchführung der notwendigen Kontrollexperimente jemals gelingen wollte.
Man musste sich eingestehen, dass auch aus dem **Zerfall** von **kerngesunden Tieren**, **Organen** und **Geweben** identische Überbleibsel hervorgehen, denen man ursprünglich den Namen „Virus“ verliehen hatte.
Im Grunde hatte sich die Virologie somit selbst widerlegt und ihre Basis pulverisiert.
Bitte prägen Sie sich dieses wichtige geschichtliche Ereignis sehr gut ein, denn es illustriert beispielhaft, wie man doch eigentlich mittels Durchführung von Kontrollexperimenten einer falschen Fährte auf die Spur kommen könnte, um zukünftig die Forschung in vielversprechendere Richtungen lenken zu können.

Es handelt sich hier um genau dieselbe Art von Kontrollexperimenten, die aktuell erneut Missachtung erfahren, obwohl die verantwortlichen Personen in Regierung und Bundesgesundheitsministerium sowie Dutzende Virologen in verantwortlicher Position explizit darauf hingewiesen worden sind.
Die Entscheidung liegt nun bei Ihnen, welchen Grad der Wichtigkeit Sie der Durchführung von Kontrollexperimenten beimessen.

Wir empfehlen die folgende Lektüre, um diesen historischen Aspekt zu studieren:
Prof. Karlheinz Lüdtke, Max-Planck-Institut für Wissenschaftsgeschichte, Frühgeschichte der Virologie, Sonderdruck 125, 89 Seiten, 1999. i. K. (A 2)[3].
Hier wird aufgezeigt, dass bis 1953 jedem Virologen und der Wissenschaftsgemeinschaft bewusst und bekannt war, dass alle Bestandteile, die bis dato als Viruspartikel gedeutet wurden, sich durch Kontrollversuche als Rückstände abgestorbener Gewebe und Zellen entpuppten.

1953 trat ein neues Dogma auf den Plan, entscheidend gepusht durch die Ehefrau des späteren Nobelpreisträgers Crick, die eine Doppelhelix bildlich darzustellen wusste. Diese ihre Zeichnung wurde im berühmten Wissenschaftsmagazin „Nature" als ein angeblich wissenschaftlich erarbeitetes Modell der vermuteten Erbsubstanz ausgegeben und diese angebliche Alpha-Helix gleichfalls zur Ikone der amerikanisch-globalen Pseudo-Wissenschaft.
Im Stillen und ganz leise wurde diese von der Grundlagenforschung komplett **widerlegt, hierdurch DIE GESAMTE VIROLOGIE INDIREKT GLEICH MIT**, ohne dass die Öffentlichkeit bis heute je davon Kenntnis erlangt hätte.

Sämtliche Gen-Ideen wurden im Jahr 2000, dem Zeitpunkt der Veröffentlichung der widersprüchlichen Daten des sogenannten Human-Genom-

Projektes – der peinlichen Behauptung, **dass das ganze menschliche Erbgut entschlüsselt worden sei** (obwohl mehr als die Hälfte frei **erfunden** werden musste) – gänzlich und umfassend widerlegt!

(Siehe hierzu den Beitrag in der Zeit – Quelle 4 – vom 12.06.2008: „Erbgut in Auflösung".

Hier wird zusammengefasst, dass das „Erbgut" ständigen Veränderungen unterworfen ist, deswegen im eigentlichen Sinne kein „Erbgut" sein kann und die Modifikationen im Sinne von krankheitsverursachenden Genen eine Fehldeutung darstellen.

Mit anderen Worten: Das, was man als „krankhafte Gene" hinzustellen pflegte, war weder krank noch gesund, sondern aus verschiedensten Faktoren, sei es durch Bewusstsein, (Umwelt-)Faktoren, oder andere sich ergebende Veränderungen, ohne pathologische Wertigkeit per se, verursacht.

Diese neue Virus-Idee *(die wie eben beschrieben im Jahre 2000 durch die Grundlagenforschung widerlegt wurde)*, wonach der wirksame, der virulente Faktor eines Virus kein Krankheitsgift sei, wie früher angenommen *(bis 1951)*, sondern eine gefährliche Erbsubstanz, die Zellen, Menschen, Tiere und Pflanzen tötet, wurde zusammen mit der neuen Genhypothese popularisiert.

Statt Viren als giftige Eiweiße wurden ab 1954 Viren als ein **Erbgutstrang** krankhafter Gene ausgegeben, die das Potential haben, den Körper krankzumachen, aber vor allem **ständig mutieren**. Einerseits um auf diese Weise *(Mutation)* aus einer harmlosen Form plötzlich zu entstehen, aber andererseits auch, um jeden Impfstoff mehr oder weniger schnell wirkungslos zu machen.

Manchmal aber auch – wie z. B. 2009, als 93 % der impfbaren Bevölkerung die hochtoxische Schweinegrippe- Impfung mit Nanopartikeln als sogenannte „Wirkverstärker", ablehnten – tatsächlich, faktisch und praktisch über Nacht, wie von unsichtbarer Zauberhand diktiert, auch effektiv aus den Medien verschwanden.

Und sich aber seither auch nicht mehr in ihre gefährliche Form zurück mutierten. Wir wurden Zeugen eines bis dato **einmaligen biologischen Wunders**: In nur einer Nacht mutierten alle Schweinegrippe-Viren gleichzeitig in eine harmlose und unsichtbare Version, denn sie wurden nie wieder gesichtet – trotz Milliarden-Investitionen in ihre Testverfahren und natürlich in den Impfstoff ... von dem als Arbeitsbeschaffungsmaßnahme für den Osten der blühenden Republik 31,62 der 34 Millionen Impfstoffdosen in einem Müllheizkraftwerk in Magdeburg vernichtet wurden ...

So leitet sich aus der Zwangslogik der 1858 (von Rudolf Virchow)[5] zum Dogma erhobenen Krankheitsgift (lat. Virus) - Zelltheorie:

- zuerst die Idee der nicht definierten Viren ab,
- dann die Idee der krankheitserregenden Bakterien,
- dann der bakteriellen Toxine,
- dann der Toxin-Viren

bis zur Aufgabe dieser Idee im Jahre 1952.

Ab 1953 wurde aus der Virchow'schen Krankheitsgift-Idee die Idee der Gen-Viren *(die bereits widerlegt wurde).*

Um zu verstehen, warum auch die von Dr. John Tal herangezogene Studie[6] mit der Behauptung eines Virusisolats genau jenes nachzuweisen nicht in der Lage ist, müssen wir uns dem Ursprung der Corona-Panik zuwenden.

Folgende Studie verwendet Dr. John Tal in seinem Video als Nachweis: „Severe Acute Respiratory Syndrome Coronavirus 2 from Patient with Coronavirus Disease, United States[7]".

Wir werden später detaillierter auf diese eingehen.

Man muss sich darüber im Klaren sein, dass diejenige exklusive Grundlage, auf **der** diese US-Studie[8] aufbaut, bereits **keinerlei Nachweis** für ein neuartiges und krankmachendes Virus beinhaltet – ganz im Gegenteil.
Liest man die Studie dann genauer, findet man hier eindeutig die Beweise, dass kein **Virus** gesucht und auch nicht gefunden wurde. Es wurden typische, sehr kurze Schnipsel sogenannter Erbsubstanz nur gedanklich zu einem kompletten, sehr langen Genstrang aufaddiert, den es aber in der Realität nicht gibt.
Allein durch diesen Fakt stellen auch alle anderen Publikationen, egal ob aus den USA, England, Deutschland, Frankreich, Korea, Kanada und Co. keinen Beweis für ein krankmachendes Virus dar. Denn auch all diese **basieren auf der Annahme der ersten Sequenzvorschläge** eines Genoms, das die Chinesen vorgegeben haben.
Der Publikation von Fan Wu et al, in Nature, Vol 579 vom 03.02.2020[9], in der das Genom *(kompletter Erbgutstrang)* des SARS-CoV-2 zum ersten Mal vorgestellt und **zur Vorlage aller weiteren Alignments** *(Ausrichtungen)* avancierte, war zu entnehmen, dass man eindeutig die **gesamte** aus einer Bronchiallavage (BALF) eines Patienten gewonnene **RNA** genutzt hatte, **ohne dass zuvor eine Isolation oder Anreicherung von viralen Strukturen bzw. Nukleinsäuren stattgefunden hätte.**
Prof. Zhang beschreibt in dieser Publikation, wie er anhand von kurzen Genabschnitten mit einer Länge von nur **21 und 25** Nukleotiden *(das sind die Default-Parameter in den verwendeten Alignment-Programmen Megahit und Trinity)* anhand einer vorgegebenen Sequenz eines Genoms ***(harmloser Fledermaus-Corona-Virus)*** in sieben unterschiedlichen, sehr aufwändigen Methoden, u. a. statistischen Methoden, ein Genom von 29.903 Nukleotiden errechnet.

Diese RNA wurde dann in cDNA umgewandelt und Moleküle mit einer Länge von gerade einmal 150 Nukleotiden sequenziert, um mithilfe derer

rein rechnerisch das komplette Genom einer Länge von ca. 30.000 Nukleotiden zu konstruieren.
Er geht davon aus – ohne dies explizit zu benennen – dass die kurzen Sequenzen, aus denen er den Sequenz-Vorschlag des Genoms des SARS-CoV-2-Virus aufaddiert, deswegen viraler Natur sind, weil er **längere Sequenzen**, die sich aus dem Überlappen (= Contigs) der kurzen 21er und 25er Stückchen ergeben und die Ähnlichkeit mit menschlichen Sequenzen haben, von der späteren Aufaddierung zum viralen Genom ausschließt.
Einfach ausgedrückt bedeutet das:
Da man die uns *"bekannten"* menschlichen Sequenzen in dem Gemisch von genetischem Material herausgerechnet/entfernt hat, wird der übrig gebliebene Rest an Sequenzen, geboren aus wirrologischem Zwangsdenken (das 1954 durch die Nobelpreisvergabe an John Franklin Enders für eine **Spekulation** gekrönt wurde) davon ausgegangen, **dass dieser eben viraler Natur sein muss.**

Jetzt kommt der wesentliche und elementare Hinweis!
Prof. Zhang und alle anderen haben dabei die Tatsache übersehen, dass sich in der gewonnenen **Bronchiallavage ebenfalls bekannte und unbekannte Mikroben aller Art und deren RNA-Überbleibsel auffinden lassen.**

95 % der beobachteten Mikroben sind sichtbar, aber nicht kultivierbar, weswegen deren RNA- und DNA-Sequenzen **nicht bekannt sind**. Weil auch Zellkulturen *(z. B. Vero E6 Zellen)* nie frei von Mikroben und unzähligen Verunreinigungen jeglicher Art sind, ergibt sich die unbedingte Pflicht, das vermutete Virus zu isolieren und daraus seine eigene Nukleinsäure (in diesem Fall RNA) in reiner Form zu gewinnen!
(Vgl. hierzu: Spiegel Wissenschaft; Quelle 10. Wikipedia; Quelle 11. NDR; Quelle 12. Zukunftsinstitut; Quelle 13. phagoflow; Quelle 14).

Sehr wahrscheinlich wurde das Genom des SARS-CoV-2-Virus zum Teil aus solchen *(wie eben beschrieben)* kurzen Gen-Sequenzen aufaddiert, weswegen es gelingt, Menschen hin und wieder "positiv" zu testen *(wenn genügend organisches Material vorhanden ist und die Probe nicht an der -gesunden- Ohrspeicheldrüse entnommen wurde)* und warum PCR-Fachleute sagen, dass **jeder** Mensch "positiv" getestet wird, wenn man nur die Zyklen-Zahl der PCR auf über 40 erhöht (mehr dazu in den folgenden Bänden).

Ebenso werden Menschen durch den Test automatisch als positiv getestet, wenn beim Testen durch den Abstrich,

a.) zu viele Schleimhäute beschädigt werden,
b.) es dadurch zu Einblutungen kommt,
c.) in der Nasenhöhle der sehr sensible Riechkolben, ein Teil des Gehirns, mechanisch verletzt wird oder
d.) einfach nur ein sehr großes Probenvolumen entnommen wird,

denn im Körper, selbst in jedem natürlichen Gewässer und in allen Meeren, geschieht ständig ein erstaunlich intensiver Auf- und Abbau von Nukleinsäuren aller Art. Darunter finden sich immer solche, aus denen der nur scheinbare Erbgutstrang des Virus gedanklich konstruiert wurde. Im PCR-Virus-Test werden nur sehr kurze Nukleinsäuren nachgewiesen, von denen behauptet wird, dass sie Bestandteil eines Virus seien.

Wir erklären diese frappierende und den Test komplett widerlegende Tatsache dadurch, dass Prof. Zhang das gesamte Genom deswegen aus rein menschlichem Material errechnen konnte (was bisher niemanden gelungen ist, der/die die hierfür benötigten RNA-Sequenzen **direkt** aus Zellkulturen gewonnen hat) weil man im Menschen und dessen Mikroben – besonders bei Krankheit – eine viel höhere Sequenzvielfalt auffindet, als in den relativ sterilen Zellkulturen.

Es illustriert gleichzeitig, dass bisher niemand in der Lage war, das Ergebnis des **maßgeblichen "Alignments"** von Prof. Zhang zu wiederholen, außer auf rein **synthetischem Wege und im Zirkelschluss** dem Schweizer Institut für Virologie und Immunologie (IVI) unter Prof. Thiel, der den Sequenz-Vorschlag von Prof. Zhang synthetisch in DNA umsetzte und deswegen – **bis kürzlich nur fahrlässig** – glaubt, mit dem Genom eines Virus zu arbeiten. Wie gesagt ein Zirkelschluss! *(Unsere Leser wissen, warum wir: "bis kürzlich nur fahrlässig schreiben").*

Prof. Zhang beschreibt keine Kontrollexperimente, die in der Wissenschaft Voraussetzung sind[15], um eine Aussage als „wissenschaftlich" bezeichnen zu dürfen.
Diese auch aus den für die Wissenschaft konstitutiven Denkgesetzen und der Logik resultierender Kontrollversuche – zum Ausschluss des Offensichtlichen, dass nämlich aus körpereigenen kurzen Gensequenzen und aus denen der zahlreichen bekannten und vor allem unbekannten Mikroben, die den Menschen besiedeln – **sind bis heute nicht durchgeführt worden.**

Die chinesischen Virologen haben **keine Kontrollexperimente** durchgeführt, um auszuschließen,

- dass auch mit menschlicher/mikrobieller RNA aus einer Lungenspülung eines **gesunden** Menschen,
- eines Menschen mit einer **anderen Lungenerkrankung**,
- eines Menschen, der SARS-CoV-2-**negativ getestet** wurde,
- oder aus solcher RNA aus **Rückstellproben** aus der Zeit, als das SARS-CoV-2-Virus noch unbekannt war,

genau die gleiche Aufaddierung eines Virus-Genoms aus kurzen RNA-Bruchstücken möglich ist!

Eine Methode **wie hier das Alignment**, um aus sehr kurzen Gensequenzen eine theoretisch lange zu errechnen, die nicht durch Kontrollversuche abgesichert ist, darf nicht als wissenschaftlich bezeichnet werden. Hier wird Wissenschaftlichkeit vorgegeben, die jedoch offensichtlich, nachvollziehbar und für jeden überprüfbar keinesfalls vorliegt.

a.) Im Alignment-Prozess hat bis heute niemand überprüft, ob die Gensequenzen, aus denen das SARS-CoV-2-Virus-Genom errechnet wurde, nicht aus Gensequenzen stammen, die dem Stoffwechsel von Mikroben entstammen, die den Menschen und Zellkulturen besiedeln.

b.) Nur ca. 5 % der existierenden Mikroben sind genetisch erfasst, woraus sich die Pflicht zur sofortigen Durchführung von Kontrollexperimenten ergibt, denn es ist offensichtlich, dass aus deren unbekannten Sequenzen das Genom des Virus ganz oder teilweise im mehrstufigen "Alignment" errechnet wurde.

c.) Es ist schon lange bekannt, dass die Enzyme, die Gensequenzen herstellen, nicht nur durch den bekannten Mechanismus des "Template-Switching" ständig neue Gensequenzen erzeugen, die in keiner Datenbank erfasst werden können und dass die Enzyme, die RNA-Gensequenzen herstellen, dies auch ohne Gen-Vorlagen tun. Das bedeutet, dass ständig neue Gensequenzen entstehen, die mit den bisherigen Methoden nicht erfasst wurden. Allein daraus ergibt sich die Pflicht zur sofortigen Durchführung von Kontrollexperimenten, denn es ist offensichtlich, dass das Genom des SARS-CoV-2 ganz oder teilweise aus solchen unspezifischen Sequenzen rechnerisch konstruiert wurde.

Prof. Zhang erwähnt in dieser Publikation[16] ausdrücklich, dass er die Regeln für die Beweisführung der Existenz eines Virus, die Koch'schen Postulate, nicht eingehalten hat. Auch nicht das erste Postulat, die Isolation des Virus.

Prof. Zhang **erwähnt ausdrücklich**, dass es nur eine Korrelation zwischen dem rechnerischen "Nachweis" dieses Virus und einer tatsächlichen Lungenentzündung gibt, aber keinen Beweis, dass seine "Entdeckung" ursächlich für diese Krankheit ist.

Ein simples, aber ansehnliches Beispiel hat am 10.10.2020 Naomi Seibt in ihrem Vortrag[17] im Bundestag verwendet, das Laien hilft zu verstehen, wie man sich das bildlich vorstellen kann.

Betrachten Sie bitte die folgenden Bilder:

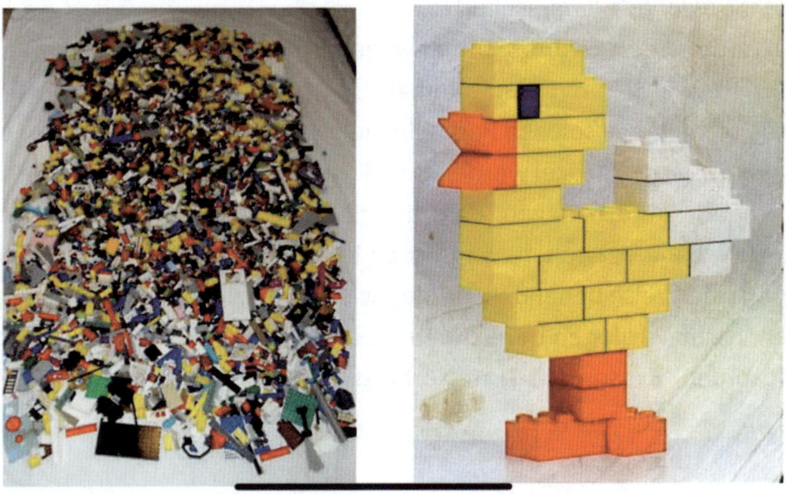

Abb. 19

Es wurde die **gesamte** aus einer Bronchiallavage (BALF) eines Patienten gewonnene **RNA** genutzt, um dann aus dieser Suppe an genetischem Material viele kurze Sequenz-Abschnitte *(kleine Legosteine linkes Bild) eine ganze Ente (rechtes Bild) zu konstruieren. All diese kleinen Sequenzabschnitte (Legosteinchen linkes Bild)* haben nichts miteinander zu tun. Ohne einen Bauplan, eine Ausrichtung, genannt Alignment, könnte niemand etwas mit diesen ganzen kleinen kurzen Sequenzabschnitten

anfangen *(außer eben kreative Kinder, Junggebliebene und besonders Kreative auf der Suche nach der Beweisführung einer Idee)*.
Deswegen verwendeten die Virologen der CCDC ein Alignment, das an "Corona-Viren" aus Fledermäusen angelehnt wurde. Der Algorithmus versucht jetzt anhand der Vorlage *(sinngemäß anhand einer anderen Bade-Ente),* aus diesen vielen nicht zusammenhängenden kurzen Sequenzen *(Legosteinchen)* eine neue Ente zu konstruieren, sprich, ein Modell zu erschaffen. Dies ist ein rein gedankliches Konstrukt, es ist kein reales Gebilde und wurde auch noch nie und zu keinem Zeitpunkt als intaktes und vollständiges Genom *(ganzer Erbgutstrang bei SARS-CoV-2 knapp 30.000 Nukleotide lang)* isoliert!
Strukturen, die in EM-Aufnahmen gezeigt und als Abbildung von Viren publiziert werden, **wurden niemals biochemisch charakterisiert**. Es wurde niemals aus solchen Partikeln eine Nukleinsäure entnommen und bestimmt. Diese Partikel werden nur als Viren ausgegeben und dabei die Information unterschlagen, dass die gleichen Partikel dieser Art jedes Mal auch dann entstehen, wenn „uninfizierte" Zellkulturen auf die gleiche Art und Weise behandelt werden wie als „infiziert" definierte Zellkulturen. **Nicht-Virologen bezeichnen diese Partikel z. B. als Phagosomen, Endosomen, Exosomen, Transportvesikel und im Querschnitt als Villi etc. pp.**

Weitere Informationen dazu finden Sie in dem Kapitel: „Wie eine einzige Fehlinterpretation am 10.01.2020 die ganze Welt in die Irre führte"; siehe S. 210 oder im Internet unter der Quelle 18.

Ergänzende Analyse der Studie aus den USA, die Dr. John Tal als Nachweis zum Virusisolat angibt

Es handelt sich um die Studie:
„Severe Acute Respiratory Syndrom Coronavirus 2 from Patient with Coronavirus Disease, United States[19]"

Gleich zu Anfang heißt es in der Studie, auf die sich Dr. John Tal bezieht: *"A novel coronavirus, severe acute respiratory syndrome coronavirus 2 (SARS-CoV-2), has been identified as the source of a pneumonia outbreak in Wuhan, China, in late 2019* [20+21]*).*

Hier wird auf die folgende Quelle referenziert:
„A Novel Coronavirus from Patients with Pneumonia in China, 2019[22]"

In der ersten maßgeblichen Publikation der Autoren der CCDC (A Novel Coronavirus from Patients with Pneumonia in China, 2019[23]) zu den Ergebnissen ihrer Recherche, *"Ein neues Coronavirus von Patienten mit Lungenentzündung in China, 2019"* wird über keine Häufung von Fällen mit atypischer Lungenentzündung *("patient with pneumonia of unknown cause")* berichtet.
Sie berichten darüber, dass die vorgefundenen Patienten zu einem "*Cluster",* zu einer Gruppe mit gemeinsamen Merkmalen zusammengefasst werden können. Das gemeinsame Merkmal war der mehr oder weniger häufige Besuch eines Meeresfrüchte-Marktes (seafood wholesale market) in Wuhan. Wie winzig die Gruppe der Patienten mit atypischer Lungenentzündung tatsächlich war, erkennt man daran, dass die CCDC von nur vier Patienten Abstriche und Flüssigkeiten des unteren Atemtraktes entnahm, um darin nach bekannten und unbekannten Erregern zu suchen.

In dieser Studie, die als maßgeblich gilt, heißt es unter **Discussion:**
"*our study does not fulfill Koch's postulates*"
Übersetzt: *"Unsere Studie erfüllt nicht die Koch'schen Postulate"*

Damit ist eindeutig belegt, dass diese Studie zu keinem Zeitpunkt ein Nachweis für ein neuartiges Virus sein kann. Die Autoren sagen damit explizit aus, dass sie kein Virus isoliert und bestimmt haben, ansonsten hätten sie das erste der vier Koch'schen Postulate erfüllt!

Was bedeutet dies zu diesem Zeitpunkt?
Die ursprüngliche Quelle, welche die von Dr. John Tal verwendete Studie als Referenz angibt, **kann keinen Nachweis** für ein krankmachendes Virus darlegen.
Als am 10.1. und 12.1.2020 im Internet **vorläufige** Zusammenstellungen von Sequenzen erschienen, die nachträglich verändert und am 24.01.2020[24] sowie am 03.02.2020[25] wiederveröffentlicht wurden, stellte dies das Resultat der ersten beiden **Versuche** dar, das noch unbekannte Virus zu identifizieren. Die Virologen der CCDC hatten hierfür die Sequenzen kurzer Genstückchen mittels Computerprogrammen theoretisch zu einem möglichen Erbgutstrang zusammengesetzt.

Die Proben, die verwendet wurden, um das vermeintliche Virus zu isolieren, sind reine Annahmen basierend auf einem Modell, bei dem die Chinesen einen Genomvorschlag verbreitet haben, der durch ein Alignment zustande gekommen ist.

Im "Method" Bereich "Cell Culture, Limiting Dilution, and Virus Isolation" wird dieses wie folgt dokumentiert:

"Wir verwendeten Vero CCL-81-Zellen zur Isolierung und initialen Passage. Wir kultivierten Vero E6, Vero CCL-81, HUH 7.0, 293T, A549 und EFKB3-Zellen in Dulbecco Minimal Essential Medium (DMEM), ergänzt mit hitzeinaktiviertem fötalem Rinderserum (5% oder 10%) und Antibiotika/Antimykotika (GIBCO, https://www.thermofisher.comExternal Link). Wir verwendeten sowohl NP- als auch OP-Abstrichproben zur Virusisolierung. Zur Isolierung, Begrenzung der Verdünnung und Passage 1 des Virus pipettierten wir 50 µL serumfreies DMEM in die Spalten 2-12 einer 96-Well-Gewebekulturplatte, dann pipettierten wir 100 µL klinische Proben in Spalte 1 und verdünnten sie seriell 2-fach über die Platte. Dann trypsinierten und resuspendierten wir Vero-Zellen in DMEM, das 10% fötales Rinderserum, 2× Penicillin/Streptomycin, 2× Antibiotika/Antimykotika

und 2× Amphotericin B in einer Konzentration von 2,5 × 105 Zellen/ml enthielt. Wir fügten 100 µL Zellsuspension direkt zu den Verdünnungen der klinischen Proben hinzu und mischten sie vorsichtig durch Pipettieren. Anschließend züchteten wir die beimpften Kulturen in einem befeuchteten 37°C-Brutschrank in einer Atmosphäre von 5% CO2 und beobachteten täglich cytopathische Effekte (CPEs). Wir verwendeten Standard-Plaque-Tests für SARS-CoV-2, die auf den Protokollen von SARS-CoV und dem Nahost-Coronavirus des respiratorischen Syndroms (MERS-CoV) basierten (9,10).

Wenn CPE's beobachtet wurden, schabten wir Zellmonolayer mit der Rückseite einer Pipettenspitze ab. Wir verwendeten 50 µL Viruslysat für die Gesamtnukleinsäureextraktion für Bestätigungstests und Sequenzierung. Wir verwendeten auch 50 µL Viruslysat, um eine Vertiefung einer zu 90% konfluenten 24-Well-Platte zu inokulieren."

1. **Keine der Studien führt eine wirklich solide negative Kontrolle durch**, in der sichergestellt ist, dass nicht schon im Ausgangsmaterial, den Affennierenzellen und den verwendeten Chemikalien und Nährlösungen, das "potenziell infektiöse Agens" oder diejenigen kurzen Gensequenzen vorhanden sind, aus denen später der Erbgutstrang der behaupteten Viren konstruiert wird. Sowohl die eingebrachten Agenzien selbst, oder diese in Interaktion mit dem Zellmaterial, oder dieses allein, oder alles zusammen mit dem Isolat aus dem erkrankten Gewebe könnten für die beobachteten Veränderungen, die als viral gedeutet werden und für die Freisetzung kurzer Gensequenzen verantwortlich sein, aus denen später das Virus-Genom rechnerisch konstruiert wird.

2. **Virologen töten im Labor unbemerkt Gewebe.**
   Die Virologen benutzen das Wort „Isolation“ nicht im eigentlichen Sinne des Wortes Isolation und werden verdächtig nervös,

wenn sie darauf angesprochen werden. Sie verstehen unter „Isolation“ die Erzeugung eines Effektes im Labor, den sie gleichzeitig als:

a) Infektion
b) Beweis für die Anwesenheit eines Virus
c) Beweis für dessen Vermehrung
d) Beweis für die Zerstörungskraft des angenommenen Virus deuten.

In Wirklichkeit töten sie unbemerkt und unbewusst Gewebe und Zellen im Labor – durch Verhungern und Vergiften. **Dieser Effekt ist als cytopathischer Effekt bekannt.**

3. **Die angebliche Kultivierung des Virus.**
Dieses Zusammenfließen wird als Riesen-Zellbildung und als „cytopathischer Effekt“ bezeichnet. Dieses Resultat vieler gewaltsamer und irrsinniger Schritte wird als zentraler Beweis für die „Anwesenheit, Isolation, Vermehrung etc." des vermuteten Virus gedeutet. Die Beteiligten behaupten dann, dass ihnen die Kultivierung des Virus gelungen sei.

4. Die Virologen verwendeten in der Publikation 1*0 % fötales Rinderserum, 2× Penicillin/Streptomycin, 2× Antibiotika/Antimykotika und 2× Amphotericin B.* Damit wird der Effekt, unter Punkt 2 und 3 beschrieben, hervorgerufen. Dies ist unter anderem auch in dem Gutachten innerhalb des Masernvirusprozesses bekannt (siehe hierzu das Gutachten – cytopathischer Effekt in Affennierenzellen ist nicht masernvirusspezifisch; „Gerichtsdokumente bestätigen: Kein wissenschaftlicher Nachweis für die Existenz des Masernvirus“). Siehe hierzu Abb. 2; S. 21; Kontrollexperiment.

5. Auch in der Publikation von Bech, V. & von Magnus, P. (1958) Studies on measles virus in monkey kidney tissue cultures. Acta Pathologica Microbiologica Scandinavica 42(1):75-85 wird beschrieben, dass der cytopathische Effekt nicht masernspezifisch ist, sondern durch andere Faktoren hervorgerufen wird.

   So heißt es in der Publikation auf S. 80:

   „cytopathic changes similar to those caused by measles virus may be observed also in uninoculated cultures of monkey kidney tissue (Fig. 4-5). These changes are probably caused by virus-like agents, so called ‚foamy agents', which seem to be frequently present in kidney cells from apparently healthy monkeys"

   Übersetzt:

   "Cytopathische Veränderungen ähnlich denen, die durch das Masernvirus verursacht werden, können auch in nicht geimpften Kulturen von Affennierengewebe beobachtet werden (Abb. 4-5). Diese Veränderungen werden wahrscheinlich durch virusähnliche Erreger, so genannte 'schaumige Erreger', verursacht, die offenbar häufig in Nierenzellen von scheinbar gesunden Affen vorhanden sind".

   Dieser Satz ist bemerkenswert, weist er doch auf die Unspezifität genau der pathologischen Veränderungen hin, die als Ausgangspunkt für den optischen Beleg einer Infektion in der ersten Publikation von Enders & Peebles gedient hat.

6. *Prof. Karlheinz Lüdtke, Max-Planck-Institut für Wissenschaftsgeschichte, Frühgeschichte der Virologie, Sonderdruck 125, 89 Seiten, 1999, i.K. (A2)*[26].

   Diese Lektüre ist dadurch so wichtig, weil diese aufzeigt, wie wichtig Kontrollexperimente sind, um zu erkennen, dass man falsch lag. Darin wird aufgezeigt, dass bis 1953 jedem Virologen und der Wissenschaftsgemeinschaft klar und bekannt war, dass alle Bestandteile, die bis dato als Bestandteile von Viren gedeutet wurden, sich **durch Kontrollversuche** als Bestandteile von abgestorbenen Geweben und Zellen entpuppten. Darum ist es so wichtig, immer wieder auf die fehlenden Kontrollexperimente der vorgelegten Publikationen zu pochen. Genau diese Kontrollexperimente fehlen in der von Dr. John Tal angeführten Publikation aus den USA!

Aus diesem Grund alleine dürfen diese und alle anderen Publikationen nicht als wissenschaftlich ausgegeben werden. Da es beim sog. Corona-Virus keine einzige Publikation gibt, die das Kriterium „wissenschaftlich" erfüllt, sondern eindeutig unwissenschaftlich gearbeitet wurde, brechen alle Corona-Maßnahmen rechtlich – wie ein Kartenhaus – in sich zusammen. Das Infektionsschutzgesetz (IfSG), mit dem alle Corona-Maßnahmen legitimiert werden, fordert in § 1 ganz eindeutig die Wissenschaftlichkeit aller Maßnahmen und aller Beteiligten. Da die vom Gesetz geforderte Wissenschaftlichkeit bei Corona eindeutig nicht gegeben, sondern eindeutig verletzt worden ist, sind alle Corona-Maßnahmen illegal und die entstandenen Schäden mit exakt dieser Begründung einklagbar.

7. Bereits allein aus dem Grund, dass diese verpflichtenden Kontrollexperimente nicht durchgeführt wurden, muss diese Studie als unwissenschaftlich eingeordnet werden und ist das Papier nicht wert, auf dem sie geschrieben wurde. Siehe dazu die Regeln, die seit 1998 für wissenschaftliches Arbeiten (lege artis) durch die DFG verbindlich kodifiziert und von allen Universitäts-Rektoren unterschrieben wurden.

Fassen wir zusammen

1. Der Erbgutstrang des SARS-CoV-2 ist nur ein Modell, das anhand eines Alignments kreiert wurde. In der Publikation von Fan Wu et al, in Nature, Vol 579 vom 03.02.2020[27], in der das Genom *(kompletter Erbgutstrang)* des SARS-CoV-2 zum ersten Mal vorgestellt wurde, wurde **zur Vorlage aller weiteren Alignments aller anderen Virologen und Biochemikern.**

2. Das Genom (Erbgutstrang) des SARS-CoV-2 wurde nie isoliert, es wurde lediglich die **gesamte** aus einer Bronchiallavage (BALF) eines Patienten gewonnene **RNA** genutzt.

3. Es wurden keine Kontrollexperimente durchgeführt, die ausschließen, dass es sich bei den Gensequenzen um gewebeeigene Strukturen handelt.
Beispiele dafür finden Sie innerhalb dieser Schrift und unter Literaturtipps im Anhang.

4. Die Virologie hatte sich bereits im Jahre 1951 aufgegeben[28], nachdem die Verantwortlichen die notwendigen Kontrollexperimente durchgeführt hatten.

5. Sämtliche Gen-Ideen wurden im Jahr 2000, im Jahr der Veröffentlichung der widersprüchlichen Daten des sog. Human-Genom-Projektes, der peinlichen Behauptung, **dass das ganze menschliche Erbgut gelesen worden sei**, obwohl mehr als die Hälfte **erfunden** werden musste, gänzlich und umfassend widerlegt[29].

6. Der cytopathische Effekt ist **NICHT!** virenspezifisch!

7. die Regeln, die seit 1998 für wissenschaftliches Arbeiten (lege artis) durch die DFG verbindlich kodifiziert und von allen Universitäts-Rektoren unterschrieben wurden, wurden und werden bis heute nicht eingehalten.

8. Dr. John Tal unterlag dem gleichen Irrtum, wie alle anderen. Er hatte nicht bemerkt, dass die Grundlage seiner Publikationen bereits keinen Nachweis lieferten und dass die notwendigen Kontrollexperimente fehlten.

9. Louis Pasteur, jener, der die Virustheorie massiv propagierte wurde des Wissenschaftsbetrugs überführt[30].

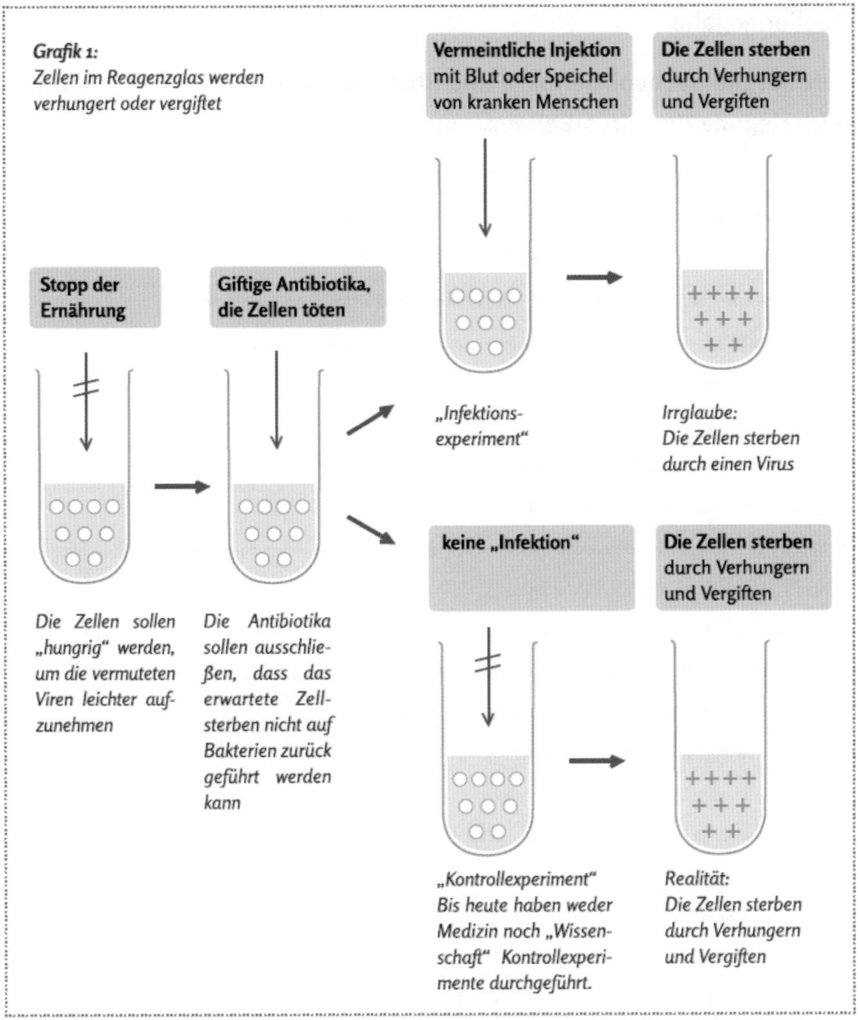

Abb. 20 (Kontrollexperiment)

Quellenangabe

Corona: Die nachvollziehbare und überprüfbare Widerlegung der Virus-Behauptungen

1 https://www.youtube.com/watch?v=dCQpWV8TTAQ

2 https://www.nytimes.com/1995/05/07/books/experiments-in-deceit.html

3 https://impfen-nein-danke.de/u/P125.pdf

4 https://www.zeit.de/2008/25/M-Genetik?utm_referrer=https%3A%2F%2Ftelegra.ph%2F

5 WissenSchafftPlus; Ausgabe 5/2015; „Virchow – ein Stratege der Macht“ von Siegfried Mohr.

6 https://wwwnc.cdc.gov/eid/article/26/6/20-0516_article#r2

7 https://wwwnc.cdc.gov/eid/article/26/6/20-0516_article#r2

8 https://wwwnc.cdc.gov/eid/article/26/6/20-0516_article#r2

9 https://pubmed.ncbi.nlm.nih.gov/32015508/

10 https://www.spiegel.de/wissenschaft/mensch/bakterien-genkatalog-leben-im-gekroese-a-681518.html

11 https://de.wikipedia.org/wiki/Bakterien

12 https://www.ndr.de/ratgeber/gesundheit/Was-sind-Bakterien-und-wie-wirken-Antibiotika,bakterien174.html

13 https://www.zukunftsinstitut.de/artikel/wohnen/bio-tech-das-lebende-haus/

14 https://www.phagoflow.de/bakterien-als-krankheitserreger/

15 https://www.dfg.de › dfg_im_profil › download

16 https://pubmed.ncbi.nlm.nih.gov/32015508/

17 https://www.youtube.com/watch?v=5ok8_6S1sxY

18 https://telegra.ph/Wie-die-Fehlannahme-des-behaupteten-SARS-CoV-2-begann-10-08

19 https://wwwnc.cdc.gov/eid/article/26/6/20-0516_article#r2

20 https://www.nejm.org/doi/full/10.1056/NEJMoa2001191

21 https://www.ncbi.nlm.nih.gov/pmc/articles/PMC7092803/

22 https://www.ncbi.nlm.nih.gov/pmc/articles/PMC7092803/

23 https://www.nejm.org/doi/full/10.1056/nejmoa2001017

24 https://pubmed.ncbi.nlm.nih.gov/31978945/ (Quelle nicht verfügbar)

25 https://pubmed.ncbi.nlm.nih.gov/32015508/

26 https://impfen-nein-danke.de/u/P125.pdf

27 https://pubmed.ncbi.nlm.nih.gov/32015508/

28 https://impfen-nein-danke.de/u/P125.pdf

29 https://www.zeit.de/2008/25/M-Genetik

30 https://www.nytimes.com/1995/05/07/books/experiments-in-deceit.html

Nachwort

Liebe Leserinnen und liebe Leser
Sehen Sie uns bitte manche Wiederholungen nach. Wir konnten nicht anders – manche Dinge mussten einfach, ob ihrer Wichtigkeit mehrfach gesagt werden. Wir wollten Sie damit nicht quälen, sondern nur die Dringlichkeit zum Verständnis sicherstellen. Des Weiteren wollten wir Sie nicht mit einem ständigen Hin- und Her- Blättern und der damit verbundenen Gefahr den Überblick zu verlieren, plagen.

Aufgrund weitreichender Zensur ist es möglich, dass die Quellenangaben nicht mehr anzusteuern sind. Aus diesem Grund haben wir innerhalb dieses Buches häufig mehrere Verweise genannt. Sämtliche Quellen sind jedoch auf „zensur-freien" Servern abgespeichert worden, so dass Sie die Möglichkeit haben, diese anzufragen. Richten Sie bitte eine Mail an den Verlag, wenn Sie bemerken, dass eine Quellenangabe nicht mehr abrufbar ist und Sie diese gerne anschauen (oder lesen) möchten.

Sämtliche Fachbegriffe aus dem biologischen und medizinischen Jargon finden Sie im Register erklärt. Falls uns doch ein Begriff durch die Tastatur gerutscht ist, würden wir uns freuen, wenn Sie uns diesen mitteilen, damit die Erklärungen in der nächsten Auflage hinreichend ergänzt werden können. Bewusst haben wir darauf verzichtet, viele Begriffe innerhalb der Schrift zu erklären. Das kann sicherlich den Nachteil mit sich ziehen, dass ein lästiges Nachschlagen zum Register nicht vermieden werden kann. Wenn Sie dies als störend oder unangenehm empfanden, bedenken Sie, dass Sie dadurch Ihrem Gehirn eine wichtige Denk- und Zeitpause gegönnt haben und Sie sich besser an die Fremdwörter wieder erinnern können. Leser, die die Begrifflichkeiten kennen, haben sich zwar das Nachschlagen erspart, aber damit auch die kurze Auszeit. Ihnen raten wir, hin und wieder eine kurze Rast einzulegen, damit das Gelesene hinreichend verdaut werden kann.

Die Kunst des ungetrübten, deutlichen Denkens ist unabdingbar damit Sie diese Schrift verstehen können. Bitte bedenken Sie, dass Sie immer gegenüber Experten oder Autoritäten respektlos sein sollten. Das macht Sie offen mit einer kindlichen Neugier nachzufragen. Vielleicht ist respektlos nicht das richtige Wort, um zu beschreiben, dass sie keinen Menschen als Untouchable interpretieren sollten. Nach der Devise Frech, Keck oder Kess sollten Sie egal bei welcher Expertengruppe nachfragen (lernen). Fordern Sie die Fachleute heraus, denn damit fördern Sie ihr selbstständiges, freies Denken. Auf diese Weise werden Sie in die Lage versetzt zwischen echtem Wissen und zwischen Kenntnissen zu unterscheiden, die ein Mensch nur vorgibt zu wissen. Tiefes, klares, echtes Wissen beruht auf einer großen Aufbietung von Zeit und Nachdenken. Anders gesagt: Die Menschen, die vorgeben etwas zu wissen im Grunde aber nichts verstehen, ziehen einfach nur eine Show ab.

Eindrücklich und einfach ist dies bei dem bekannten Showmeister Karl Lauterbach zu erkennen, in Fachkreisen wird er auch Klabautermann genannt. Das was er von sich gibt, ist einfach nur Schwachsinn. Ich habe keine Ahnung welche Menschen diesen Showmaster ernst nehmen. Auch bei den Nachrichtensprechern und Politikern kann man leicht die schauspielerische Tätigkeit erkennen: Sie sind einfach nur Schöpfer von Worthülsen und Meister der Plattitüden.

Jemand der ein echtes Wissen besitzt, weiß was er versteht und was nicht. Man erkennt Wissende daran, dass sie auf Fragen außerhalb ihres Fachwissens antworten: „Ich weiß es nicht“. Ein Klabautermann wird nach Marionettenmanier weitere plaudernde Phrasen und Nebelwörter basteln.

In diesem Sinne bitte ich Sie: Fragen Sie nach kindlicher Manier den Experten Löcher in den Bauch – egal um welches Fachgebiet es sich handelt. Seien Sie wachsam!

Alles Gute für Sie!
Ursula Stoll
Im Herbst 2021

Quellenangaben – Abbildungen

Abb. 1: Corona_Fakten

Abb. 2: Dr. Stefan Lanka

Abb. 3: gemischte cytopathische Effekte in Vero E6- und LLC-MK2-Zellen https://www.researchgate.net/publication/320348665_Collection_of_Viable_Aerosolized_Influenza_Virus_and_Other_Respiratory_Viruses_in_a_Student_Health_Care_Center_through_Water-Based_Condensation_Growth

Abb. 4: https://www.rki.de/DE/Content/Infekt/NRZ/EM/Aufnahmen/EM_Tab_Masern.html

Abb. 5: https://www.researchgate.net/publication/8335711_Isolation_of_a_T-lymphotropic_retrovirus_from_a_patient_at_risk_for_acquired_immune_deficiency_syndrome_AIDS

Abb. 6: https://docplayer.org/4939490-Arbeiten-mit-membranproteinen-rupert-abele.html; Arbeiten mit Membranproteinen; Rupert Abele (Seite 20).

Abb. 7: istockphoto; Autor/Bildnachweis: Pollyana Ventura

Abb. 8: istockphoto; Autot/Bildnachweis: Marilyn Nieves

Abb. 9-12: Dr. Stefan Lanka; WissenSchafftPlus-Magazin; Ausgabe 2/2017; Stellungnahme zur Nukleinsäuresequenz des „Masernvirus"; eingereicht im Masern-Virus-Prozess am 10.02.2016.

Abb. 13: istockphoto; Autor/Bildnachweis: Urupong

Abb. 14: istockphoto; Autor/Bildnachweis: D-Keine

Abb. 15: istockphoto; Autor/Bildnachweis: Thibault Renard

Abb. 16: Info 1: Macht Impfen Sinn? klein-klein-verlag; März 2002

Abb. 17: istockphoto; Autor/Bildnachweis: Aleksandra Chalova

Abb. 18: istockphoto; Autor/Bildnachweis: metamorworks

Abb. 19: Naomi Seibt

Abb. 20: Dr. Stefan Lanka

Literaturtipps

Literaturtipps um Thema Universalbiologie (Fünf Biologische Naturgesetze)

- Wissenschafftplus Magazin, LK-Verlags UG, Dr. Stefan Lanka, Maria Knoch
- "Die Universalbiologie – Eine Lebenseinstellung", Giuliana Lüssi, Praxis Neue Medizin Verlag, 2020
- "Du isst, wie Du bist" Band I, Ursula Stoll, Praxis Neue Medizin Verlag, 2017
- "Butter bei die Fische" Band II, Ursula Stoll, Praxis Neue Medizin Verlag, 2017
- "Die Sprache der Haut", Ursula Stoll, Praxis Neue Medizin Verlag, 2013
- "Kinderkrankheiten", Ursula Stoll, Praxis Neue Medizin Verlag, 2015
- "Lernkarten – Organ/Keimblatt", Nicolas Barro, Praxis Neue Medizin Verlag, 2018
- "Lernkarten – Organ/Konfliktinhalt", Nicolas Barro, Praxis Neue Medizin Verlag, 2018
- "Lernkarten – Bewegungsapparat", Ursula Stoll, Praxis Neue Medizin Verlag, 2016
- "Lernkarten – Herz", Ursula Stoll, Praxis Neue Medizin Verlag, 2016
- "Erste Hilfe für unterwegs", Ursula Stoll, Praxis Neue Medizin Verlag, 2016
- "Die schönsten Verschwörungstheorien der Welt – mit Informationen um die Fünf Biologischen Naturgesetze", Ursula Stoll, Praxis Neue Medizin Verlag, 2016
- „Der Meister und sein Mythos", Johann S. Mohr, Amici di Dirk Verlagsgesellschaft, 2007
- "Die Quellen des Göttlichen", Johann S. Mohr, Wissenschafftplus Akademie und Verlag, 2014

Bezugsquellen für Bücher/Medien

www.wplus-verlag.de
www.praxis-neue-medizin-verlag.de
www.shop.gnm-wissen.de

Register

Agens: Wirksame Substanz oder krankmachender Faktor.
Agenzien: Mehrzahl von Agens; siehe unter Agens.
Agglutinat: Zusammengeklumpte Eiweiße.
AIDS: „Acquired Immunodeficiency Syndrome" bedeutet "Erworbenes Immunschwächesyndrom".
Algorithmus: Rechenvorgang nach einem bestimmten Schema.
Alignment: Ausrichtung; Ausrichten der zahlreichen sehr kurzen Gensequenzen.
Arsen: Halbmetall; umgangssprachlich auch als „Mordgift“ bekannt.
Atypische Lungenentzündung: Wenn bei einer Lungenentzündung bekannte Erreger nachgewiesen werden, wird die Lungenentzündung als eine typische bezeichnet, wenn nicht als eine atypische.
Axiom: unumstößliche Wahrheit

Bakteriophagen: Leitet sich aus dem Griechischen ab und bedeutet so viel wie „Bakterienfresser“. In der Virologie werden darunter verschiedene Gruppen von Viren verstanden, die auf Bakterien als Wirtszellen spezialisiert sind.
BALF: Bronchioalveoläre Lavage Flüssigkeit; Probegewinnung aus den tieferen unteren Atemwegen im Rahmen einer Bronchoskopie; hierbei werden ca. 10-20 ml 0.9 % Kochsalzlösung instilliert und über das Bronchoskop wieder abgesaugt. Die gewonnene Flüssigkeit wird diagnostiziert.
Basen: Leitet sich aus dem Griechischen ab und bedeutet „Grundlage, Fundament“; im Text beziehen sich die Basen auf die Nukleotide; beispielsweise enthält die DNA vier Nuklein-Basen.
Beriberi: Vitamin B1-Mangel-Erkrankung; führt zu Störungen der Nerven, der Muskulatur und des Herz-Kreislauf-Systems.

Bernhard-Nocht-Institut: Ist das größte Institut für Tropenmedizin in Deutschland (befindet sich in Hamburg).
BGH: Bundesgerichtshof.
BNI: Bernhard-Nocht-Institut.
British Medical Journal: Medizinische wissenschaftliche Fachzeitschrift; erscheint wöchentlich seit 1840 in englischer Sprache.
Bronchiallavage: (BALF); siehe unter BALF.
BSE: Bovine Spongiforme Enzephalopathie; spongiforme (= schwammartige) Rückbildung der Gehirnsubstanz bei Rindern.

CCDC: Chinese Center for Disease Control and Prevention; chinesisches Zentrum für Krankheitskontrolle und -prävention mit Sitz in Peking.
CDC: Center for Disease Control and Prevention; Behörde des US-amerikanischen Gesundheitsministeriums mit Sitz in Druid Hills.
cDNA: c(opy)DNA; kopierte DNA.
Cholera: Symptomenkomplex mit wässrigen Durchfällen, Erbrechen, Bauchschmerzen, usw.
Cluster: Gruppe mit gemeinsamen Merkmalen.
Clustering: Analyse zur Entdeckung von Ähnlichkeitsstrukturen
Contigs: Satz überlappender DNA- oder Protein-Stücke, die von derselben genetischen Quelle stammen.
CoV: Corona Virus.
COVID: **Co**rona **Vi**rus **D**isease; „Corona Virus Krankheit".
CPEs: cytopathogenic Effekte; zellschädigende Effekte.
Ct-Wert: Siehe unter Zyklen-Zahl.
Cytopathisch: Zellzerstörend

DDT: Nervengift.
Default-Parameter: Standardargument; vorgegebene Abfolge für eine Funktion.

Dichtegradientenzentrifugation: Trennverfahren von Partikeln anhand der Sedimentation (Ablagern von Teilchen in einer Flüssigkeit) in einem Dichtegradienten.
DFG: Deutsche Forschungsgemeinschaft.
Diphterie: Symptomenkomplex mit Halsschmerzen, Heiserkeit, Husten, geschwollenen Lymphknoten, Fieber, usw.
DNA: Desoxyribonukleinsäure; die DNA hat als Zucker die Desoxyribose und die RNA die Ribose.

Ebola: Symptomenkomplex, der sich mit Fieber und erhöhter Blutungsneigung zeigt.
EM: Elektronenmikroskop.
Ems: Elektronenmikroskopische Aufnahmen.
Endosomen: Vesikel, Bläschen, tierischer und pflanzlicher Zellen; sie zählen zu den Zellorganellen (= Zellbestandteile, die von einer Membran umgeben sind).
Epidemie: Zeitlich und örtlich begrenztes vermehrtes Auftreten von Krankheitsfällen.
Escherischia Coli: Wird auch Kolibakterium genannt; ist ein begeißeltes Bakterium, das normalerweise im menschlichen Darm vorkommt.
Exosome: Bläschen (Vesikel); sie beinhalten u.a. Nukleinsäuren, Proteine, RNA. Sie dienen als Transportvehikel und zur Ausschleusung von Zellbestandteilen. Außerdem sind sie an der zellulären Kommunikation beteiligt. Die Bildung von Exosomen kann auch durch bestimmte Stoffe, z.B. Antibiotika ausgelöst werden.

FCS: Fetal Calf Serum; fetales oder fötales Kälberserum; üblich sind auch die Bezeichnungen „fetal bovine serum" (FBS) oder „newborn calf serum" (NCS).

Gap-Filling-Programme: Computer-Algorithmen, mit denen ad hoc, aus dem Nichts, Gensequenzen frei erfunden werden können.
Gelelektrophorese: Analytische Methode der Chemie und der Molekularbiologie, um verschiedene Arten von Molekülen zu trennen.
Genom: Erbgutstrang.
GISAID-Datenbank: Global Initiative on Sharing all Influenza Data; größte öffentliche Sequenzdatenbank weltweit.

H1H1: Bezeichnung für den behaupteten Schweinegrippe-Virus; auch als Influenza A-Virus bezeichnet.
H5H1: Bezeichnung für den behaupteten Vogelgrippe-Virus.
Hämagglutinin: „Zucker-Eiweiß-Stoff", der zur Verklumpung der roten Blutkörperchen führen kann.
Haemophilus influenzae: Bakterium, das zu Grippe-Symptomen führen soll.
Hegel'schen Dialektik: Vereinfacht gesagt, die entgegengesetzte Methode der Erkenntnis.
HeLa-Zellen: Menschliche Epithelzellen am Gebärmutterhals.
Hepatitis-C-Virus: Behauptetes krankmachendes Virus, das zu einer Leberentzündung führen soll.
HI: Humane Immundefizienz; menschliche „Immunschwäche".
HIV: Humane Immundefizienz-Virus; behauptetes krankmachendes Virus, das die Krankheit AIDS hervorrufen soll.

IfSG: Infektionsschutzgesetz.
Influenza: Grippe.
In vitro-Experimente: Im Reagenzglas durchgeführte Experimente; organische Vorgänge, die außerhalb eines lebenden Organismus stattfinden.
IVI: Institut für Virologie und Immunologie in der Schweiz; Forschungseinrichtung für Lebensmittelsicherheit und Veterinärwesen, die sich mit der Erforschung und Bekämpfung von Tierseuchen beschäftigt.

Kerosin: Im Erdöl enthaltenes Petroleum; wird vorwiegend als Treibstoff für Flugzeug- und Raketentriebwerke genutzt.
Ketamin: Anästhetikum zur Einleitung und Durchführung einer Vollnarkose. Wird in der Human- und Tiermedizin benutzt.
Klebsiella pneumoniae: Bakterium das vorwiegend Lungenentzündungen verursachen soll.
Konsens: Übereinstimmung von Meinungen.

Lancet: Älteste medizinische Fachzeitschrift der Welt.
Lead Arsenate: Pestizid; Bleiarsenat; „Pflanzenschutzmittel"; wurde von 1890 bis in die 1960er Jahre in der Landwirtschaft eingesetzt, u.a. gegen den Kartoffelkäfer.
LG: Landgericht.
Lungenentzündung: Revierangst/Schreckangst in der Wiederherstellungsphase.

Masern: Symptomenkomplex einhergehend mit Fieber, Husten, Halsschmerzen, Hautausschlag, usw.
Mitochondrien: Kugel- oder röhrenförmige Gebilde in den Zellen; veratmen u.a. den Sauerstoff.
MMR-Impfstoff: Mumps-Masern-Röteln-Impfstoff.
Mock-infected cells: "Scheininfizierte Zellen".
Morphologie: Lehre von der äußeren Gestalt und der Form der Lebewesen.
MPI: Max-Planck-Institut; eines der führenden deutschen Institutionen im Bereich der Grundlagenforschung, mit Sitz in Berlin.
MRC-Zentrums: Medical Research Council; staatliche Einrichtung, die für die Koordinierung und Finanzierung der medizinischen Forschung und angrenzender biologischer Fachrichtungen im Vereinigten Königreich zuständig ist.

Narkolepsie: Erkrankung (eigentlich Vergiftung), bei dem Menschen aus heiterem Himmel (auch am Tage) von Schlafattacken überfallen werden.
Nature: Monatlich erscheinende Fachzeitschrift.
nCoV-Virus: Vorherige Bezeichnung für das „Corona-Virus". Das „n" steht für „neu und einzigartig".
Neuraminidasen: Enzym, das im Blutplasma und Zellen vorkommt. v.a. soll es in Viren und verschiedenen Bakterien anzutreffen sein.
New England Journal of Medicine: Medizinische Fachzeitschrift; erscheint wöchentlich in englischer Sprache und behandelt Teilgebiete der Medizin mit Schwerpunkt im Bereich der inneren Medizin.
NGS-Techniken: Ist ein Überbegriff einer Methoden-Klasse, die im Vergleich zu älteren Verfahren schneller die Abfolge der Nukleotide in der DNA entschlüsseln kann.
Nukleinsäure: Aus einzelnen Bausteinen, den Nukleotiden aufgebaute Moleküle, die bei allen Organismen die genetische Information enthalten.

OLG: Oberlandgericht.
ORFs: Open reading frames = Leseraster.

Pandemie: Sich weit ausbreitende, über Länder erfassende Seuche.
Paramyxovirus: Gruppe von Viren; zu ihnen zählt die Virologie auch die Erreger von Masern und Mumps.
PCR: Polymerase Chain Reaction oder Polymerase Kettenreaktion.
Peer-Review-System: Verfahren zur Qualitätssicherung einer wissenschaftlichen Arbeit oder eines Projektes durch unabhängige Gutachter.
PEI: Paul-Ehrlich-Institut; das Institut ist das deutsche Bundesinstitut für Impfstoffe und biomedizinische Arzneimittel in Langen (Hessen).
Pellagra: Erkrankung, die durch Vitamin B3 ausgelöst werden soll; hierbei treten Juckreiz, Rötungen der Haut, Entzündungen der Schleimhäute, usw. auf.

Penicillin: Antibiotika (= „gegen Leben").

Phagen: Siehe unter Bakteriophagen.

Phagosomen: Gehört zu den Zellbestandteilen innerhalb einer Fresszelle.

Phylogenetische Analyse: Wird angewendet zur Klärung der evolutionären Verwandtschaftsverhältnisse.

Pocken: Symptomenkomplex, der mit Fieber, Erbrechen und Eiterbläschen einhergeht.

Polio: Kurzform für Poliomyelitis; Kinderlähmung.

Primer: Startermoleküle.

Reagenzien: Stoff, der bei Kontakt mit bestimmten anderen Stoffen eine spezifische Reaktion zeigt.

Rickettsien: Bakterienart.

RKI: Robert Koch Institut; Forschungseinrichtung der Bundesregierung, mit Sitz in Berlin.

RNA: Ribonukleinsäure; der Unterschied zwischen der RNA und der DNA liegt in der Zuckerart. Die DNA hat als Zucker die Desoxyribose und die RNA die Ribose.

RT-PCR: real-time RT-PCR; siehe auch unter PCR.

Rückstellproben: Probe, die für eine eventuelle spätere Prüfung oder Messwiederholung aufbewahrt wird.

Salk-Impfstoff: Behaupteter Impfstoff gegen Polio; nach dem Erfinder Jonas Salk benannt.

SARS: Schweres Akutes Respiratorisches (bezieht sich auf die Atmung) Syndrom.

SARS CoV 2: Das SARS-CoV (gehört auch zu den behaupteten Corona-Viren) aus dem Jahr 2003; das CoV 2 wurde für Corona erdacht.

Science: Fachzeitschrift; gilt neben Nature als die weltweit wichtigste ihrer Art; erscheint wöchentlich.

Sequenz: Aufeinanderfolge von etwas Gleichartigem.

Skorbut: Krankheit, die durch Vitamin C Mangel ausgelöst werden soll; v.a. treten Blutungen des Zahnfleisches und der Haut auf.

Stickoxide: Sammelbegriff für zahlreiche gasförmige Oxide des Stickstoffs; z.B. Stickstoffmonoxid (NO) und Stickstoffdioxid (NO2); verursachen schwere Atemwegserkrankungen.

Streptomycin: Antibiotika (= „gegen Leben“).

Synthetisch: Zu einer Einheit zusammenführend; eine synthetische Herstellung in der Medizin ist z.B. Medikamente.

Synzytienbildung: Das Synzytienbildung ist eine durch Verschmelzung mehrerer Einzelzellen entstehende mehrkernige Zelleinheit.

Template-Switching: Bezieht sich auf die templatschaltende Polymerasekettenreaktion; ein Verfahren zur Umschreibung und Vermehrung der PCR; siehe auch unter PCR.

The Lancet: “Die Lanzette”; eine der ältesten, medizinischen Fachzeitschriften.

Transportvesikel: Mithilfe der Transportvesikel werden Fette und Eiweiße innerhalb einer Zelle von einem Organell zum nächsten transportiert.

Tuberkulose: Wiederherstellungsphase beispielsweise einer Todesangst, die die Lungenbläschen betrifft.

Typische Lungenentzündung: Können bei einer Lungenentzündung bekannte Erreger nachgewiesen werden, wird die Lungenentzündung als eine typische bezeichnet, wenn nicht als eine atypische

Validierung: Prüfung der Eignung.

Vero E6 Zellen: Zelllinie, die aus normalen Nierenzellen von Grünen Meerkatzen gewonnen wird.

Verozellen: Kontinuierliche Zelllinie, die aus normalen Nierenzellen von Grünen Meerkatzen gewonnen wird.

Verve: Begeisterung

Vibrio Cholerae: Wird als Erreger der Krankheit Cholera behauptet; siehe auch unter Cholera.
Villi: Auch Zotten genannt; als Villi bezeichnet man die Ausstülpungen eines Gewebes in Faden-, Kegel- oder Fingerform; sie dienen der Oberflächenvergrößerung.
VStGB: Völkerstrafgesetzbuch.

WHO: Weltgesundheitsorganisation; Sonderorganisation der Vereinten Nationen für Gesundheit; Sitz in Genf.

Zyklen-Zahl der PCR: Die Zyklen-Zahl (Ct-Wert) beschreibt, wie oft man aus einer Probe ein Genfragment vervielfältigen muss, bevor es mit einer zugesetzten fluoreszierenden Flüssigkeit in Verbindung mit dem angenommenen Erreger-Genfragment leuchtet.